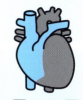

心不全治療薬
レベルアップセミナー

編著 水野　篤
著　 伊佐幸一郎

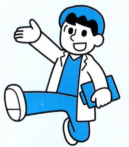

診断と治療社

序文

　循環器といえば以前は「虚血性心疾患に血行再建術！　ステント治療！」だったのに対して，今では慢性冠動脈疾患に対して血行再建術を盲目的に推奨するのは「かっこ悪い」時代となりました．大動脈弁をはじめとしてカテーテルで弁膜症の治療をすることが当たり前となり，心不全を診る多職種でのチームが当たり前のように各大学・病院にできあがりました．私が医師になってからで，これだけの循環器領域に対する意識が変わるとは想像していませんでした．

　中でも，心不全に関する治療薬の進歩は目を見張るものがあります．フロセミドしかなかった時代から，今は昔，禁忌とされている β 遮断薬を入れることが当たり前となった時代を経て，今では「Fantastic Four」といわれるなんか強そうな名前がつけられるようにまでになりました．

　薬のエビデンスの一般的なところはどの本にも記載されています．本書では現場で処方されている薬を見たときにどのように考えるのか．なぜ処方されているのか？　ジェネラリストの先生方からすると，ポリファーマシー醸成所とされてしまうかもしれない心不全の領域でどのように考えながら処方しているのか．ぜひ本書を参考に，薬がどのように出されているのか，心不全の薬剤についての暗黙知を共有したいと思います．

　今回は我々の病院が誇るエース，伊佐幸一郎先生に執筆してもらいました．心不全の治療は現場が命．現場の視点からまとめてくれているのでぜひご覧ください．

2025 年 2 月
聖路加国際病院
水野　篤

はじめに

　まずはじめに，本書は決して心不全の全てを知ることができる専門書ではありません．心不全の臨床現場で遭遇する薬の視点から心不全を理解しようとする，一つの見解を示すものです．

　私はまだまだ駆け出しの循環器内科医にすぎません．しかし，心不全診療の「よくわからなさ」や「とっつきにくさ」を直近で痛感してきた苦い経験があります．本書は主に初期研修医，専攻医，非循環器専門医の先生方，コメディカルのみなさんが，私のようにとっつきにくさを感じた心不全診療に取り組むきっかけとなるような入門書として執筆しました．

　心不全治療はここ半世紀で大きな変革を遂げたといわれています．利尿薬主体の「目に見える治療」から，「心臓を休ませる」，「予後を改善させる」ことの重要性が認識されるようになり，いかに心保護薬・予後改善薬といった「目に見えない治療」を導入するかの勝負となりました．心不全の複雑な病態に対応するため，多彩な作用機序の薬剤が登場してきています．左室機能の低下した心不全では，それだけで5種類以上の薬剤が投与され，重症例では10剤を超えることもまれではありません．総合診療領域でポリファーマシーを問題視されているのと対照的です．

　心不全治療薬には，各専門領域における使用上の原則や留意点があります．例えば，ただ血圧が低いからといってβ遮断薬を中断したり，カリウムが高いからという理由でACE阻害薬を中断したりすることは適切とされていません．このような心不全治療薬の使用における重要なポイントを明確にし，共有できるようになることを目指したのが本書です．

　つまり，「自分で新しく心不全治療薬を処方してみよう！」というコンセプトではなく，心不全の患者さんが飲んでいる薬から，どんな心不全なのか？ を想起でき，この薬はこういう意図だろうな，この患者さんは注意が必要だぞ，などとざっくりと評価できるようになることが目標です．そうなることで，循環器専門医とのコミュニケーションも円滑になり，よりよいチーム医療が実践できるのです．

さて，例えば下記の常用薬のある患者さんを担当したとしましょう．

アスピリン 100mg 1回1錠 1日1回朝食後
ボノプラザン 10mg 1回1錠 1日1回朝食後
アゾセミド 30mg 1回1錠 1日1回朝食後
エナラプリル 2.5mg 1回0.5錠 1日1回朝食後
カルベジロール 1.25mg 1回0.5錠 1日1回朝食後
スピロノラクトン 25mg 1回0.5錠 1日1回朝食後
ダパグリフロジン 10mg 1回1錠 1日1回朝食後
ジゴキシン 0.125mg 1回1錠 1日1回朝食後
ピモベンダン 2.5mg 1回1錠 1日2回朝・夕食後
エドキサバン 30mg 1回1錠 1日1回朝食後

　どんな印象を持ったでしょうか？　なんだか心臓の薬をたくさん飲んでいるなあ，という感じでしょうか．
　本書を読み終えた結果，受け取る印象がきっと変わるはずです．
　心不全は現代社会で急増している疾患で，まさに「慢性心不全パンデミック」といわれるほどです．そんな現代において，心不全診療に携わる機会はますます増えています．循環器専門医ではなくとも，心不全について正しい知識を持ち，適切な治療を行うことが求められています．本書が，読者にとって心不全治療薬の理解を深めるよきパートナーとなることを願ってやみません．

聖路加国際病院心血管センター
伊佐幸一郎

CONTENTS

序文 ······································ iii はじめに ································ iv
編集者・著者プロフィール ········ viii 略語一覧 ································ ix

第1章　心不全の診断と治療
1　心不全診療の overview ··· 2

第2章　心不全治療薬
2　レベル説明 ·· 20

レベル1　絶対に使いこなせるようになりたい急性期の薬剤
3　ループ利尿薬 ·· 24
4　硝酸薬 ·· 32

レベル2　エビデンスが確立している，投与必須の慢性期管理の薬剤
5　ACE 阻害薬 ··· 42
6　ARB ·· 49
7　ARNI ··· 58
8　β遮断薬 ··· 69
9　MRA ··· 76
10　SGLT2 阻害薬 ··· 84

レベル3　レベル1～2に追加して使う薬剤
11　ジゴキシン ··· 94
12　経口強心薬 ··· 102
13　Ca 拮抗薬 ·· 109
14　バソプレシン V_2 受容体拮抗薬 ································· 115

レベル4　循環器集中治療で用いられる静脈注射薬剤
15　抗不整脈薬（アミオダロン）······································ 122
16　ランジオロール ·· 128
17　ドブタミン ··· 132
18　PDE III 阻害薬 ·· 138

19	ドパミン	143
20	カルペリチド	148

レベル5　専門家の間でも議論のある薬剤

21	HCN チャネル阻害薬（イバブラジン）	154
22	GLP-1 受容体作動薬	161
23	sGC 刺激薬（ベルイシグアト）	167

エピローグ

24	まとめ：処方薬から患者の病態を推し量る	172

コラム

利尿薬のコンビネーションと Na 利尿	30
血管拡張薬と長期予後	38
日本人は ACE 阻害薬が嫌い？	47
特殊な効果を持つ ARB	56
ARNI の実臨床でのポイント	67
β遮断薬は HFpEF には投与しないべきなのか，してもよいのだろうか？	74
これからの MRA	82
SGLT2 は革命的な変化をもたらした	90
ジギタリスとこれから	100
経口強心薬とこれから	107
Ca 拮抗薬の投与をどうするか？	114
長期予後では効果が示せなかったが，興味深い薬剤	120
循環器専門かどうかはアミオダロンを使えるかどうかで決まる	126
ランジオロールの適応について	130
ドブタミンは心不全の薬剤の中の王道中の王道	136
PDE III 阻害薬の位置づけ	142
ドパミンの時代は終わった？	146
カルペリチドと ANP	151
イバブラジンが与えてくれた示唆	159
Cardio-Kidney-Metabolic health	165
結局，神経ホルモン系	171

索引 ･･･ 178

編集者・著者プロフィール

■編著

水野　篤（みずの　あつし）

聖路加国際病院循環器内科
2005 年　京都大学医学部卒業
2005 年　神戸市立中央市民病院（現神戸市立医療センター中央市民病院）にて初期研修
2007 年　聖路加国際病院内科専門研修内科チーフレジデント
2009 年　聖路加国際病院循環器内科
2015 年　聖路加国際病院 QI センター・循環器内科
　　　　聖路加国際大学看護学部急性期看護学
2017 年　聖路加国際病院 QI センター副センター長
2020 年　ペンシルバニア大学内科学講座・ナッジユニット客員准教授
2021 年　聖路加国際大学 HTA センター研究教授（兼任）
2022 年　聖路加国際病院医療の質管理室室長

■著者

伊佐 幸一郎（いさ　こういちろう）

聖路加国際病院循環器内科フェロー
2019 年　東京科学大学（旧東京医科歯科大学）医学部卒業
2019 年　聖路加国際病院初期研修内科プログラム
2021 年　聖路加国際病院内科専攻医プログラム
2023 年　聖路加国際病院内科チーフレジデント
2024 年より現職

略語一覧

主な略語一覧

略語	欧文	和文
ACE	angiotensin converting enzyme	アンジオテンシン変換酵素
ACLS	advanced cardiac life support	二次心肺蘇生法
ACS	acute coronary syndrome	急性冠症候群
AHA	American Heart Association	米国心臓協会
AMI	acute myocardial infarction	急性心筋梗塞
ANP	atrial natriuretic peptide	心房性（A型）ナトリウム利尿ペプチド
ARB	angiotensin II receptor blocker	アンジオテンシンII受容体拮抗薬
ARNI	angiotensin receptor neprilysin inhibitor	アンジオテンシン受容体／ネプリライシン阻害薬
ATP	adenosine triphosphate	アデノシン三リン酸
BNP	brain natriuretic peptide	脳性（B型）ナトリウム利尿ペプチド
CAG	coronary angiography	冠動脈造影
cAMP	cyclic adenosine monophosphate	環状アデノシン一リン酸
cGMP	cyclic guanosine monophosphate	環状グアノシン一リン酸
CCU	coronary care unit	冠動脈疾患集中治療室
CI	confidence interval	信頼区間
CLTI	chronic limb-threatening ischemia	包括的高度慢性下肢虚血
COPD	chronic obstructive pulmonary disease	慢性閉塞性肺疾患
CRT	capillary refill time	毛細血管再充満時間
CT	computed tomography	コンピュータ断層撮影
CVP	central venous pressure	中心静脈圧
DPP-4	dipeptidyl-peptidase 4	ジペプチジルペプチターゼ4
EBM	Evidence-Based Medicine	根拠に基づく医療
ECMO	extracorporeal membrane oxygenation	体外膜型人工肺（膜型人工肺による酸素化）
ESC	European Society of Cardiology	欧州心臓病学会
GFR	glomerular filtration rate	糸球体濾過値

GLP-1	glucagon-like peptide-1	グルカゴン様ペプチド-1
GLUT	glucose transporter	グルコース輸送体
HbA1c	glycohemoglobin A1c	グリコヘモグロビンA1c
HFmrEF	heart failure with mid-range ejection fraction	左室駆出率が軽度低下した心不全
HFpEF	heart failure with preserved ejection fraction	左室駆出率の保たれた心不全
HFrecEF	heart failure with recovered ejection fraction	左室駆出率が改善した心不全
HFrEF	heart failure with reduced ejection fraction	左室駆出率の低下した心不全
IABP	intra-aortic balloon pump	大動脈内バルーンポンプ
ICD	implantable cardioverter defibrillator	植込み型除細動器
ICU	intensive care unit	集中治療室
LDL	low density lipoprotein	低比重リポ蛋白
LOS	low output syndrome	低心拍出量症候群
LVEF	left ventricular ejection fraction	左室駆出率
MBP	mean arterial pressure	平均動脈圧
MR	mineralocorticoid receptor	ミネラルコルチコイド受容体
MRA	mineralocorticoid receptor antagonist	ミネラルコルチコイド受容体拮抗薬
non-PSD	non-potassium-sparing diuretic	非カリウム保持性利尿薬
NPPV	non-invasive positive airway pressure ventilation	非侵襲的陽圧換気
NT-proBNP	N-terminal pro-brain natriuretic peptide	N末端プロ脳性(B型)ナトリウム利尿ペプチド
NYHA	New York Heart Association	ニューヨーク心臓協会
OR	odds ratio	オッズ比
PCI	percutaneous coronary intervention	経皮的冠動脈インターベンション
PSD	potassium-sparing diuretic	カリウム保持性利尿薬
RAAS	renin-angiotensin-aldosterone System	レニン・アンジオテンシン・アルドステロン系
RCT	randomized controlled trial	ランダム化比較試験
SGLT	sodium glucose cotranspoter	ナトリウム・グルコース共輸送体
SpO$_2$	percutaneous oxygen saturation	経皮的動脈血酸素飽和度

第1章

心不全の診断と治療

第1章

1 心不全診療の overview

① 本章の目標

以下に挙げる3点が本章の目標です．
- ☑ 心不全の定義を理解する
- ☑ 心不全の診断の流れをおさえる
- ☑ 心不全の治療を知る

さて，そもそも心不全とは何でしょうか．なんとなく心臓が悪い人に呼吸不全があったら，心不全と呼ばれている印象があるかもしれません．まずは，心不全診療の全体像を理解するところから始めましょう．心不全の定義，病態，原因，診断の流れ，治療の順で解説していきます．

② 心不全の定義

心不全とは，「なんらかの心臓機能障害，すなわち，心臓に器質的および/あるいは機能的異常が生じて心ポンプ機能の代償機転が破綻した結果，呼吸困難・倦怠感や浮腫が出現し，それに伴い運動耐容能が低下する臨床症候群」と定義されています[1]．つまり，「心臓の働きが悪くなったことにより，身体に様々な症状が現れている状態」を意味します．

③ 心不全の病態

心不全の病態は，心ポンプ機能の代償機転の破綻です．①静脈系からの血液の流入と②動脈系への血液の供給が障害されます．①もしくは②が進行した結果，心不全症状が出現します．①では左心/右心系圧上昇による肺うっ血や全身浮腫が，②では心拍出量の低下から生じる末梢循環不全や臓器障害

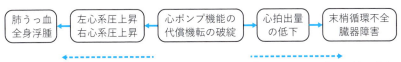

図1 心不全の病態

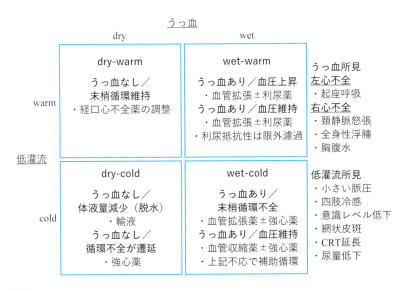

図2 Nohria/Stevenson 分類
dry：うっ血所見なし，wet：うっ血所見あり，warm：低灌流所見なし，cold：低灌流所見あり，CRT：毛細血管再充満時間．
(Nohria A, *et al*: *J Am Coll Cardiol* 2003; **41**: 1797-1804)

が見られます（図1）．

> **POINT** Nohria/Stevenson 分類
>
> 「うっ血」と「末梢循環不全」の2大病態を臨床的に把握するためにNohria/Stevenson 分類を用います（図2）．この分類は，予後予測のみならず，初期アセスメント，初期治療導入の指標となります．短期間での死亡例は，wet-warm と wet-cold に多いとされています[2]．

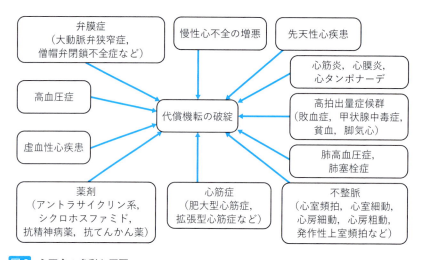

図3 心不全の多彩な原因

④ 心不全の原因

　心不全の原因は非常に多彩です（図3）．心不全の診療にあたる場合は，そのベースの心ポンプ機能の低下に関与した基礎疾患や増悪因子の検索が不可欠であり，最終的にはその介入を行わなければ根本解決にならないことを念頭に置きましょう．また，図3に示すように，代償機転の破綻が重要なことも同時に理解しておいてほしいところです．緩徐に心機能が低下し，うまく代償機構が働いている場合は，普通に運動・生活が可能である一方，急に発症した心機能低下では代償しきれないということがあります．ここが心不全のダイナミックさ，興味深いところです．

> **POINT**　心不全の増悪因子「FAILURE」
>
> 慢性心不全やベースの心機能が低下している患者が心不全で来院したら，必ず増悪因子も検索しましょう（表1）[3]．

表1 心不全の増悪因子「FAILURE」

F	Forgot meds	怠薬
A	Arrhythmia, Afterload, Anemia	不整脈,血圧高値,貧血
I	Infection, Ischemia, Infarction	感染症,狭心症,心筋梗塞など
L	Lifestyle	ライフスタイル(塩分過剰,アルコール摂取,ストレスなど)
U	Upregulators	甲状腺疾患,妊娠,脚気心
R	Rheumatic valve, Regurgitation	リウマチ性弁,弁膜症
E	Embolism	肺塞栓症

(Saint S, *et al*: Saint-Frances Guide to Inpatient Medicine, 2nd ed, Lippincott Williams & Wilkins, 2003)

表2 フラミンガム研究における心不全の診断基準

大基準	大または小基準	小基準
発作性夜間呼吸困難	治療に反応して5日間で4.5kg以上の体重減少(これが心不全治療による効果なら大基準1つ,それ以外ならば小基準1つとみなす)	下腿浮腫
頸静脈怒張		夜間咳嗽
肺ラ音		労作性呼吸困難
胸部X線での心拡大		肝腫大
急性肺水腫		胸水貯留
拡張早期性ギャロップ(III音)		肺活量減少(最大量の1/3以下)
中心静脈圧上昇(> 16 cm H$_2$O)		頻脈(≧ 120拍/分)
循環時間延長(25秒以上)		
肝・頸静脈逆流		
(剖検での肺水腫,内臓うっ血や心拡大)		

2つ以上の大基準,もしくは1つの大基準と2つ以上の小基準を満たす場合に心不全と診断する.

(McKee PA, *et al*: *N Engl J Med* 1971; **285**: 1441-1446, 日本循環器学会/日本心不全学会:急性・慢性心不全診療ガイドライン(2017年改訂版))

5 心不全の診断の流れ

　心不全患者は,呼吸困難や経皮的動脈血酸素飽和度(suturation of percutaneous oxygen:SpO$_2$)低下を主訴として受診することが多く,必ず

他疾患（特に肺炎や喘息）との鑑別が必要となります．実際，Wheeze（呼気性喘鳴）を伴うような心不全が，心臓喘息と呼ばれたりします．これだけ技術の進んだ現代においても，心不全の診断の基本は病歴聴取と身体所見です．

古典的にはフラミンガム研究における心不全の診断基準を用いて診断が行われてきました（表2）[1, 4]．しかし，診断基準は「うっ血」「末梢循環不全」の症状・所見が混在したものであり，心不全を病態生理の観点から考えるには，前述の通り，「うっ血」「末梢循環不全」，さらには「右心不全」「左心不全」として分けて考えることが重要です．

POINT　左心不全・右心不全って何？

図1の「①静脈系からの血流の流入の障害」で，右心系圧上昇・左心系圧上昇と記載があったのにお気づきでしょうか？　うっ血の枠組みで理解するのがシンプルです．左心不全とは，大動脈に送り出しきれなかった動脈血が左心系にうっ滞してその上流である肺にうっ血が生じる，つまり，肺循環系のうっ血を意味します．一方，右心不全とは，肺に送り出しきれなかった静脈血が右心系にうっ滞して全身から心臓への静脈血の還流が滞り，全身がむくんだり頚動脈が怒張したりする，つまり，体循環系のうっ血を意味します（表3）[1]．左心不全の状態が続くと，肺動脈の圧の上昇を生じ，右心系にも負荷がかかって，右心不全を合併することもあります．左心不全なのか，右心不全なのか区別することが非常に重要です．

表3　心不全の自覚症状，身体所見

うっ血による自覚症状と身体所見		
左心不全	自覚症状	呼吸困難，息切れ，頻呼吸，起座呼吸
	身体所見	水泡音，喘鳴，ピンク状泡沫状痰，III音やIV音の聴取
右心不全	自覚症状	右季肋部痛，食思不振，腹満感，心窩部不快感
	身体所見	肝腫大，肝胆道系酵素の上昇，頚静脈怒張，右心不全が高度なときは肺うっ血所見が乏しい
低心拍出量による自覚症状と身体所見		
自覚症状		意識障害，不穏，記銘力低下
身体所見		冷汗，四肢冷感，チアノーゼ，低血圧，乏尿，身の置き場がない様相

注：表中の低心拍出量は循環不全のこと（編者）．
（日本循環器学会／日本心不全学会：急性・慢性心不全診療ガイドライン（2017年改訂版））

表4 NYHA心機能分類

I度	心疾患はあるが身体活動に制限はない．日常的な身体活動では著しい疲労，動悸，呼吸困難，狭心痛を生じない．
II度	軽度の身体活動の制限がある．安静時には無症状，日常的な身体活動で疲労，動悸，呼吸困難，狭心痛を生じる．
III度	高度な身体活動の制限がある．安静時には無症状，日常的な身体活動以下の労作で疲労，動悸，呼吸困難，狭心痛を生じる．
IV度	心疾患のためいかなる身体活動も制限される．心不全症状や狭心痛が安静時にも存在する．わずかな労作でこれらの症状は増悪する．

(Yancy CW, et al: Circulation 2013; **128**: e240-e327)

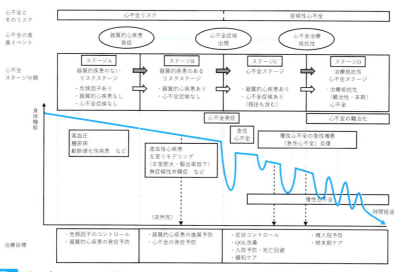

図4 心不全のステージ分類
(厚生労働省：脳卒中，心臓病その他の循環器病に係る診療提供体制の在り方に関する検討会：脳卒中，心臓病その他の循環器病に係る診療提供体制の在り方について．2017，日本循環器学会／日本心不全学会：急性・慢性心不全診療ガイドライン(2017年版))

　なお，心不全の定義は前述の通り「運動耐容能が低下する臨床症候群」であり，運動耐容能を評価した**NYHA心機能分類**が用いられます(表4)[5]．
　『急性・慢性心不全診療ガイドライン(2017年改訂版)』[1]では，リスク因子を持つが器質的心疾患がなく，心不全症候のない患者を「ステージA：器質的心疾患のないリスクステージ」，器質的心疾患を有するが，心不全症候のない患者を「ステージB：器質的心疾患のあるリスクステージ」，器質

的心疾患を有し，心不全症候を有する患者を既往も含め「ステージC：心不全ステージ」と定義しています．さらに，おおむね年間2回以上の心不全入院を繰り返し，有効性が確立している全ての薬物治療・非薬物治療について治療ないしは治療が考慮されたにもかかわらず，NYHA心機能分類III度より改善しない患者は「ステージD：治療抵抗性心不全ステージ」と定義され，これらの患者は，補助人工心臓や心臓移植などを含む特別の治療，もしくは終末期ケアが適応になるとしています（図4[1, 6]）．また，2021年の心不全の国際的な定義を決定した際に，ステージ分類も見直されています．ぜひ最新のガイドラインを参照ください．大きな変更点は表5の通りです．

病歴聴取

体重増加，心不全の既往歴，前述のFAILURE（表1）に関して重点的に

表5　心不全ステージ分類と提案された新たなステージ分類の対比（大きな変更点）

2017年ガイドライン	提案された新たなステージ分類
ステージA：器質的心疾患のないリスクステージ	ステージA：心不全リスク
心不全症候のない患者で，器質的心疾患のないリスクステージ	現在または過去に心不全の症状や徴候がなく，構造的な心臓の変化や心疾患のバイオマーカーの上昇がない患者．高血圧，動脈硬化性心血管疾患，糖尿病，肥満，心毒性物質への曝露，心筋症の家族歴や遺伝性心筋症がある患者が該当する．このステージのすべての患者が心不全を発症するわけではないが，リスク因子の介入が推奨される場合がある
ステージB：器質的心疾患のあるリスクステージ	ステージB：前心不全
器質的心疾患を有するが，心不全症候のない状態	構造的および/または機能的な心疾患に起因し，現在または過去に心不全の症状や徴候を有する患者
ステージD：治療抵抗性心不全ステージ	ステージD：治療抵抗性心不全
年間2回以上の心不全入院を繰り返し，治療を行ってもNYHA心機能分類III度以上の症状が改善しない患者．補助人工心臓や心臓移植などを含む特別の治療，もしくは終末期ケアが適応になる場合もある	最適なガイドライン指向の医療療法（GDMT）を行っても症状が改善せず，日常生活に支障をきたす重度の心不全．再入院を繰り返し，移植，補助循環サポート，または緩和ケアなどの高度治療が必要となる場合が含まれる

GDMT：guideline-directed medical therapy

聴取します．主訴として労作時呼吸困難や夜間の発作性呼吸困難，起座呼吸，浮腫はキーワードです．

労作や排便が心不全のトリガーとなることもあり，発症様式は重要です．右心不全では腸管がむくむため，食欲不振などの消化器症状や倦怠感で来院することがあることを知っておきましょう．

身体診察

ここでも「うっ血所見（左心系/右心系を区別）」と「末梢循環不全（低心拍出量）」を意識して身体所見をとりましょう．全ての所見が揃うとは限らないことに注意しましょう．

神経：意識レベル，不穏
頸部：頸静脈怒張，hepato-jugular reflex（右季肋部圧迫10～15秒後頸静脈怒張明瞭化，最高点が3 cm上昇で陽性）
胸部：crackle，wheezeの有無，III音，IV音，心雑音
腹部：腹部〜背部にかけての浮腫
四肢：下腿浮腫（slow edema：PRT ≧ 40秒），冷汗

III音/IV音

45°左側臥位として，心尖部をベル型で聴取します．
III音：急速流入による左室伸展時に聴取します．左房圧が上昇し心室に急速に血液が流入する所見．左房圧上昇を示唆しています．左室流入血流波形のE波に相当（図5）[7]．
IV音：心房収縮（atrial kick）による左室伸展時に聴取します．左室拡張が障害されると心房収縮が増強されます．左室流入血流波形のA波に相当（図5）[7]．

頸静脈の診察

基本は右内頸静脈で所見を確認します．見えないときは外頸静脈で代用可能です（図6）[1]．
頭部を30〜45度挙上（胸骨角は左房から約5 cm）
CVP上昇＝拍動上端 − 胸骨角 > 3 cm

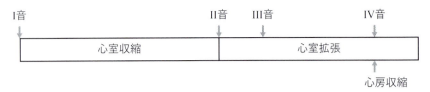

図5 III音とIV音
III音は左房圧の上昇，IV音は左室の拡張障害を反映します．
（水野篤：Dr. 水野のうたう♪心音レクチャー，第3回 III音・IV音を聴きとる）

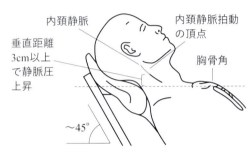

図6 静脈圧の推定法
（日本循環器学会/日本心不全学会：急性・慢性心不全診療ガイドライン（2017年改訂版））

血液検査

　2021年，日本心不全学会，欧州心臓病学会，米国心不全学会の3学会合同による心不全の国際定義では，心不全と診断する血中BNP/NT-proBNP値をBNP 35 pg/mL，NT-proBNP 125 pg/mL以上としています[8]．日本心不全学会では「血中BNPやNT-proBNPを用いた心不全診療に関するステートメント2023年改訂版」を発行し，心不全診断や循環器専門医への紹介基準のカットオフ値にこの35 ≦ BNP，125 ≦ NT-proBNPを用いています．ただし，感度は高いため除外には使用できても，特異度は低いため診断時には注意が必要です（「NT-proBNP高値だから100％心不全」ではありません！）．特に腎機能障害時にはBNPの代謝障害により高値になる傾向があり，NT-proBNPはさらに上昇しやすいです．心不全時には急性冠症候群（ACS）の関与は否定しておきたいため，心筋逸脱酵素の提出は必須です．高感度トロポニンTの経時的な変化は，心不全の予後と相関します[9]．肺血栓塞栓症（PTE）を疑う病歴や所見があればD-dimerも提出しておきま

しょう．感染契機の心不全増悪も多いため，炎症反応も確認が必要です．呼吸不全があれば動脈血液ガスで評価しましょう．

画像検査

肺水腫とは，肺において血管から間質への流出が，リンパ路からの除水を上回ることで生じる現象です．一般的な画像的特徴は，上肺野≦下肺野の血管陰影，肺門部周囲≧胸膜直下の血管陰影となることです．下肺野には横隔膜が，胸膜直下には胸膜が，それぞれリンパ路の入り口として豊富な吸収・排出をしているため，このような分布になるとされています(図7〜9)[10]．

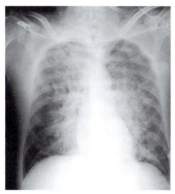

図7 butterfly shadow
両側肺門部から肺野中層部に限局する浸潤影を認めます．
(安斉俊久：呼と循 2007；**55**：675-679)

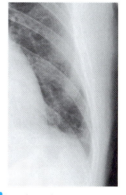

図8 Kerley B line
胸膜直下に，胸腹に垂直な線状陰影を認めます．
(安斉俊久：呼と循 2007；**55**：675-679)

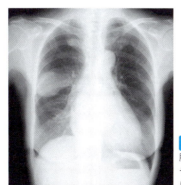

図9 vanishing tumor
腫瘍様陰影を認めますが，心不全治療で速やかに消失する葉間胸水を指します．
(安斉俊久：呼と循 2007；**55**：675-679)

心電図
　ACSや不整脈の有無の確認に必要なため必ず確認します．

心エコー
　心機能評価，基礎疾患の検索，うっ血・血行動態の評価ができる重要な検査です．

その他侵襲的検査
　CVカテーテルでのCVP測定やSwan-Ganzカテーテルでの心係数や肺動脈楔入圧の測定．初期治療で改善しない心不全，重症心不全，血行動態の把握が困難な場合に適応．

⑥ 心不全の治療を知る

　心不全はここまで述べてきたように，原因や病態など非常に多岐にわたる分類方法があり得ます．治療を考慮するときにどうしても避けて通れないのが「急性心不全」「慢性心不全」の分類です．「急性非代償性心不全」とするほうが適切かもしれませんが，本書では，古くからの「急性」「慢性」の分類を使用させていただきます．重要なことは，明らかな症状が現れる前からの早期治療介入の有用性も確認されており，急性心不全と慢性心不全を一連の病態として理解することです．比較的代償されている新規発症の心不全も，急性心不全の初期対応に準じていただいても全く問題ありません．

急性心不全の初期対応

> **POINT　急性心不全の初期対応**
>
> ①トリアージ：血行動態が安定か不安定か，クリニカルシナリオ分類(表6)[1]およびNohria/Stevenson分類に基づいて治療方針を決定します(図10)[1]．
> ②迅速評価：呼吸不全の有無と急性冠症候群の有無を評価します
> ③再評価：急性心不全の原因を診断します．心不全の病態・治療効果の評価[MR.CHAMPH(表7)，FAILURE(表1)][1]などを行い，治療を修正します．

表6 クリニカルシナリオ分類

クリニカルシナリオ(CS)					
分類	CS1	CS2	CS3	CS4	CS5
	sBP > 140mmHg	sBP 100〜140mmHg	sBP < 100mmHg	急性冠症候群	右心不全
病態生理	・充満圧上昇による急性発症 ・血管性要因が関与 ・全身性浮腫は軽度 ・体液量は正常もしくは低下	・慢性の充満圧/静脈圧/肺動脈圧上昇による緩徐な発症 ・臓器障害/腎・肝障害/貧血/低アルブミン血症 ・肺水腫は軽度	・発症様式は急性あるいは緩徐 ・全身性浮腫/肺水腫は軽度	・急性心不全の症状・徴候 ・トロポニン単独の上昇はCS4に分類しない	・発症様式は急性あるいは緩徐 ・肺水腫はない ・全身性静脈うっ血徴候
治療	血管拡張薬,非侵襲的陽圧換気(NPPV),(体液過剰あれば)利尿薬	利尿薬,血管拡張薬,NPPV	容量負荷,強心薬,血管収縮薬	再灌流療法	利尿薬,強心薬,血管収縮薬 ※容量負荷は行わない

(Mebazaa A, *et al*: Crit Care Med 2008; **36**: S129-139)

※ クリニカルシナリオ分類はあくまで初期対応の一つの参考となる分類であり，入院後のカルテにダラダラ書き続けないこと！ 原因をあまり考慮しないクリニカルシナリオ分類は，循環器のカンファレンスで繰り返しプレゼンテーションされることは好ましくないかもしれません．

慢性心不全の管理

> **POINT** 慢性心不全の管理
>
> ① 再度増悪を起こさないように予防が重要
> ② 日頃の体重管理，塩分制限，適切な運動と社会活動性の維持など自己管理を促すことが重要
> ③ HFrEFの管理では，「Fantastic Four (ARNI，β遮断薬，MRA，SGLT2阻害薬)」が重要

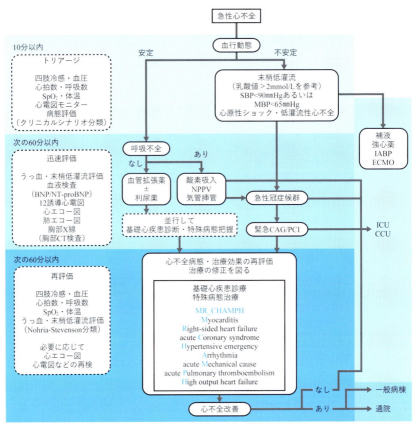

図10 急性心不全に対する初期対応から急性期対応のフローチャート
（日本循環器学会／日本心不全学会：急性・慢性心不全診療ガイドライン（2017年改訂版））

　心不全はLVEFにより大きく以下の3つのタイプに分類されます（図11）[12]．

① HFrEF

　・LVEF 40％以下

　・左室拡大や拡張障害を伴うことが多い

　・主な原因は冠動脈疾患や心筋疾患

② HFpEF

　・LVEF 50％以上

表7 MR.CHAMPH

MR.CHAMPH	
Myocarditis	心筋炎
Right-sided heart failure	右心不全
acute Coronary syndrome	急性冠症候群
Hypertensive emergency	高血圧緊急症
Arrhythmia	不整脈
acute Mechanical cause	機械的合併症（自由壁破裂，心室中隔穿孔，乳頭筋断裂など）
acute Pulmonary thromboembolism	急性肺血栓塞栓症
High output heart failure	高拍出性心不全（敗血症，甲状腺中毒症，貧血，短絡性心疾患，脚気心，Paget 病）

（日本循環器学会／日本心不全学会：急性・慢性心不全診療ガイドライン（2017年改訂版））

・左室拡張能障害が証明されています
・関連のある背景因子は高齢，高血圧症，心房細動などの不整脈や冠動脈疾患，糖尿病，肥満など

③ HFmrEF

・LVEF 41 〜 49%

　HFmrEF については，HFrEF や HFpEF とは異なる特徴の病態を有する集団なのか，HFpEF に含まれるべき患者と HFrEF に含まれるべき患者が集団の中に混在しているだけで HFmrEF としての独特の特徴は認めないのか，今後のエビデンスの蓄積が待たれます．ただし，基礎心疾患の分布はHFrEF に近く虚血性心疾患の占める割合が高いとされており[13,14]，実臨床では HFrEF と同様の治療を行うことも多いです．

　β遮断薬，ACE 阻害薬/ARB/ARNI，MRA，SGLT2 阻害薬などの薬剤は，心臓への負担を軽減し，心機能を保護することで長期予後を改善する効果が期待できます．これらの薬剤は一般的に心保護薬と呼ばれています．

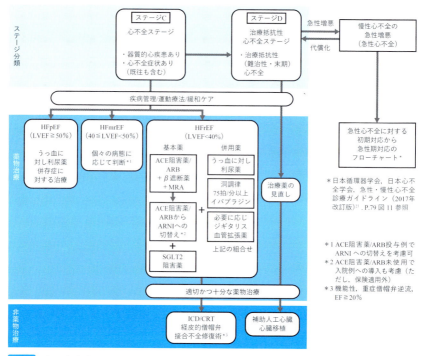

図11 心不全治療アルゴリズム
(日本循環器学会/日本心不全学会：2021年 JCS/JHFS ガイドライン フォーカスアップデート版 急性・慢性心不全診療)

▶ 文献

1) 日本循環器学会/日本心不全学会：急性・慢性心不全診療ガイドライン（2017年改訂版）. https://www.j-circ.or.jp/cms/wp-content/uploads/2017/06/JCS2017_tsutsui_h.pdf（2024年6月26日閲覧）.
2) Nohria A, Tsang SW, Fang JC, et al: Clinical assessment identifies hemodynamic profiles that predict outcomes in patients admitted with heart failure. *J Am Coll Cardiol* 2003; **41**: 1797-1804.
3) Saint S, Craig F: Saint-Frances Guide to Inpatient Medicine, 2nd ed. Lippincott Williams & Wilkins, 2003.
4) McKee PA, Castelli WP, McNamara PM, et al: The natural history of congestive heart failure: the Framingham study. *N Engl J Med* 1971; **285**: 1441-1446.
5) Yancy CW, Jessup M, Bozkurt B, et al: 2013 ACCF/AHA guideline for the management of heart failure: a report of the American College of Cardiology Foundation/American Heart Association Task Force on practice guidelines. *Circulation* 2013; **128**: e240-e327.
6) 脳卒中，心臓病その他の循環器病に係る診療提供体制の在り方に関する検討会：脳卒中，心臓病その他の循環器病に係る診療提供体制の在り方について. https://www.mhlw.go.jp/file/05-

Shingikai-10901000-Kenkoukyoku-Soumuka/0000173149.pdf（2024 年 9 月 11 日閲覧）
7 ）水野篤：Dr. 水野のうたう♪心音レクチャー，第 3 回 III 音・IV 音を聴きとる．https://carenetv.carenet.com/series.php?series_id=233#s_program_area1650（2024 年 8 月 22 日閲覧）．
8 ）McDonagh TA, Metra M, Adamo M, *et al*: 2021 ESC Guidelines for the diagnosis and treatment of acute and chronic heart failure: Developed by the Task Force for the diagnosis and treatment of acute and chronic heart failure of the European Society of Cardiology (ESC) With the special contribution of the Heart Failure Association (HFA) of the ESC. *Rev Esp Cardiol（Engl Ed）* 2022; **75**:523.
9 ）Masson S, Anand I, Favero C, *et al*: Serial measurement of cardiac troponin T using a highly sensitive assay in patients with chronic heart failure: data from 2 large randomized clinical trials. *Circulation* 2012; **125**: 280-288.
10）安斉俊久：胸部 X 線写真―肺うっ血の見方．呼と循 2007；**55**: 675-679.
11）Mebazaa A, Gheorghiade M, Piña IL, *et al*. Practical recommendations for prehospital and early in-hospital management of patients presenting with acute heart failure syndromes. *Crit Care Med* 2008; **36**: S129-S139.
12）日本循環器学会／日本心不全学会：2021 年 JCS/JHFS ガイドライン フォーカスアップデート版 急性・慢性心不全診療．https://www.j-circ.or.jp/cms/wp-content/uploads/2021/03/JCS2021_Tsutsui.pdf（2024 年 6 月 26 日閲覧）．
13）Nauta JF, Hummel YM, van Melle JP, *et al*: What have we learned about heart failure with mid-range ejection fraction one year after its introduction? *Eur J Heart Fail* 2017; **19**: 1569-1573.
14）Lam CSP, Gamble GD, Ling LH, *et al*: Mortality associated with heart failure with preserved vs. reduced ejection fraction in a prospective international multi-ethnic cohort study. *Eur Heart J* 2018; **39**: 1770-1780.

＃ 第2章

心不全治療薬

第2章

2 レベル説明

① はじめに

　心不全治療薬は，急性期と慢性期で使用する薬剤が異なるだけでなく，各薬剤のエビデンスレベルも様々です．そのため，心不全治療に用いられる多彩な薬剤を一見しただけでは，どの薬剤がどのような位置づけにあるのか，理解しにくいと感じる方も多いと思います．

　そこで，本章では，心不全治療薬を5つのレベルに分類（図1）し，それぞれのレベルに属する代表的な薬剤の特徴と使用法を丁寧に解説します．この分類は，薬剤の重要度と使用頻度，エビデンスの確立度を踏まえたもので，臨床現場で実際に心不全治療に携わる医療者の視点に立って設定しました．各レベルの薬剤を理解する上で重要なポイントは以下の通りです．

〈レベル1〉絶対に使いこなせるようになりたい急性期の薬剤

　急性心不全の病態生理，利尿薬の作用機序と適切な使用方法，血管拡張薬の種類と特徴を理解すること．レベル1では，利尿薬や血管拡張薬など，急性心不全の初期治療に不可欠な薬剤を取り上げます．

〈レベル2〉エビデンスが確立している，投与必須の慢性期管理の薬剤

　レニン・アンジオテンシン・アルドステロン系（RAAS）の役割，各薬剤の作用機序と心不全に対する効果，心機能に応じた薬剤選択の重要性を理解すること．レベル2では，β遮断薬やレニン・アンジオテンシン系阻害薬など，慢性心不全の長期管理に欠かせない薬剤を紹介します．

〈レベル3〉レベル1〜2に追加して使う薬剤

　各薬剤の適応と限界，併用療法の意義と注意点を理解すること．レベル3以降では，特殊な病態に用いる薬剤，重症例で用いる注射薬，エビデンスが限定的な新薬などを順に解説します．

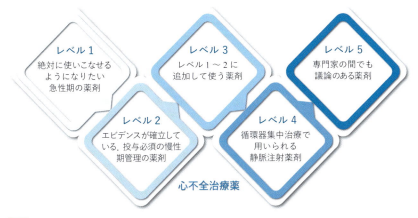

図1 本書での心不全治療薬の分類

〈レベル4〉循環器集中治療で用いられる静脈注射薬剤

　重症心不全の病態生理，強心薬の作用機序と適切な使用方法，集中治療における薬物治療の特殊性を理解すること．

〈レベル5〉専門家の間でも議論のある薬剤

　新規治療薬の作用機序と期待される効果，現時点でのエビデンスレベル，今後の臨床試験の動向に注目すること．

絶対に使いこなせるようになりたい急性期の薬剤

第 2 章

レベル 1　絶対に使いこなせるようになりたい急性期の薬剤

3　ループ利尿薬

症例

収縮期血圧 200mmHg の高血圧を指摘されているが未治療だった 50 歳男性（X さん）．初発の CS1 急性心不全で入院中．NPPV 装着とニトログリセリンの持続静注，ループ利尿薬の静注で治療を開始．第 3 病日に酸素需要が消失した．

B 先生！　この患者さんですが，明日からループ利尿薬のオーダーが切れているので，つなげておきますね！

この患者さんは CS1 心不全の急性期を脱していて，血圧コントロールをしっかりすればループ利尿薬なしでもコントロールできそうだから，いったん投与は終了しよう．

え？！　心不全の患者さんってループ利尿薬を投与し続けるのがマストっていう感じではないんですか？？

もちろん急性期に体液過剰が伴っている場合はループ利尿薬も必要だけど，心不全の慢性期の管理において予後を改善したという明確なエビデンスはないんだよ．

そうだったんですね！　なんだか意外です……．

A 先生：循環器内科ローテーション中の初期研修 2 年目．内科の病棟管理には慣れてきたものの，循環器内科の知識はまだまだ勉強中．
B 先生：若手循環器内科医．A 先生の成長をサポートする指導医．

① ループ利尿薬の使いドコロ

心不全急性期の体液過剰是正のために使用します．長期予後を改善するエビデンスはなく，慢性期には必要最低限の使用を心がけます．

② ループ利尿薬の作用機序

ループ利尿薬は，血液中でアルブミンと結合した状態で近位尿細管に運ばれ，尿細管上皮細胞を経由して尿細管腔内に分泌されます．ヘンレループの$Na^+K^+2Cl^-$共輸送体を阻害することで，NaやClの再吸収を阻害します．Naは水と一緒に移動することから，Naの再吸収を阻害することで水分の再吸収を抑え，尿中から水分を排泄します（図1）．加えて，ヘンレループにおいてNaの再吸収を抑制することで髄質の浸透圧が上がらないようにして，集合管での水の再吸収を抑制する効果があります[1, 2]．

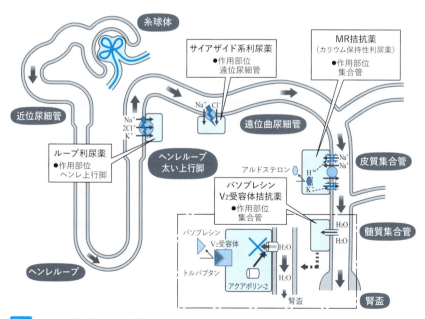

図1　ループ利尿薬の作用機序
（大塚製薬：サムスカ®医薬品インタビューフォーム）

③ ループ利尿薬の適応疾患

高血圧症(本態性,腎性等),悪性高血圧,心性浮腫(うっ血性心不全),腎性浮腫,肝性浮腫,月経前緊張症,末梢血管障害による浮腫,尿路結石排出促進.

ループ利尿薬の心不全へのエビデンス

ループ利尿薬は根拠に基づく医療(EBM)が浸透する前から使用されてきたため,実は大規模なランダム化比較試験(RCT)は存在しません.症状緩和として必須であることは疑いようがありませんが,長期予後を改善するという明確なデータはありません.

SOLVD試験(第2章5「ACE阻害薬」(p.42参照))のデータセットを用いた2003年の観察研究では,LVEF 35%以下の心不全患者を対象にフロセミドなどの非カリウム保持性利尿薬(non-PSD〈potassium sparing diuretics〉)群とカリウム保持性利尿薬(PSD)群を比較したところ,心不全による入院および死亡率は,non-PSD群で25%有意に増加しました($p = 0.03$)[3].non-PSDの長期使用は心不全の予後を悪くするという観察研究もあり[4],心不全患者においてフロセミド(ラシックス®)換算した利尿薬の投与量が多いほど,予後不良であったとする報告もあります[5].つまり,漫然と高用量のループ利尿薬を長期間投与継続することはむしろ予後を悪化させる可能性があることに注意が必要です.

心不全自体にループ利尿薬が害になるかというと,そうでもありません.2011年のDOSE試験では,急性心不全症例においてフロセミドのボーラス投与対持続投与,および低用量対高用量を比較したところ,いずれも60日後の予後に有意差を認めませんでした[6].フロセミド少量投与群と比較して,大量投与群で利尿効果が大きく,心不全症状の改善度も大きい傾向が認められています(統計学的な有意差はなかった).

血清クレアチニン値にも両群間で有意差はなく，急性期はループ利尿薬の投与量を無理に制限するメリットは少ないとも考えられます．

日本の多施設コホートによる REALITY-AHF 研究では，救急搬送から 60 分未満にフロセミドが投与された早期治療症例は，他の交絡因子に独立して院内死亡率が低値であったことから，できるだけうっ血時間を短くして早期に治療することが重要と考えられます[7]．

心不全急性期はためらうことなく速やかに十分量のフロセミドで利尿を行いますが，慢性期管理に移行するにつれて多量のフロセミドを漫然と投与しないように意識するという姿勢が日本の診療ガイドラインでも推奨されています[8]．

④ ループ利尿薬の有害事象

血圧低下，腎機能障害，低カリウム血症など．

⑤ ループ利尿薬の使い分け

フロセミド（ラシックス®）

内服薬と静注薬があり，迅速かつ短時間で強力な利尿作用を有する代表的なループ利尿薬です．利尿反応性を見ながら微調整が可能であり，内服と違い吸収率を考慮する必要もないため，入院中の急性心不全症例では，まずフロセミドの静注薬から投与が開始されることが多いです．生物学的吸収率は 10 ～ 90% とされ，平均して約 50% ということで「静注 20mg ≒ 経口 40mg」とよくされますが，個人差が大きいとされます．利尿反応性を見ながら投与量を調整する必要があります．作用時間は，内服薬 6 時間，静注薬 3 時間程度です．商品名ラシックス®の名前でなじみがあるかもしれません．インタビューフォームでは，名称の由来は特にないとされていますが，一説によると，last 6 hour（6 時間持続する）からきているともいわれています．

アゾセミド(ダイアート®)

長時間作用型のループ利尿薬です．フロセミドよりアゾセミドのほうが，心血管死や心不全増悪による入院が抑制されるとする報告[9]や，心不全における腎保護作用に期待できるとする報告[10]があり，長期間内服投与を継続する場合にはアゾセミドへの切り替えも検討されます．

トラセミド(ルプラック®)

作用時間はフロセミドとアゾセミドの中間です．ループ利尿薬の作用に加えてアルドステロン受容体拮抗作用を併せ持つとされています．作用時間が長めのフロセミドと，ごく少量のスピロノラクトン(アルダクトン®A)が合わさったようなイメージを持つといいでしょう．つまり，他のループ利尿薬と比較して低カリウム血症をきたしにくいというメリットがあります．トラセミドとフロセミドを比較した研究で，心血管イベントの発症率がトラセミド群で有意に少なかったとする報告[11]もありますが，2023年のTRANSFORM-HF試験では，心不全入院症例の退院後，トラセミドとフロセミドで比較したところ，心血管死に有意差はなかったと報告されています[12]．

⑥ ループ利尿薬の投与方法

ループ利尿薬を常用していない場合，腎機能が正常な患者では，フロセミド10～20mgの静注から開始するのが一般的です．腎機能低下患者における初期投与量は，血清クレアチニン値×20mgを目安に設定し，尿量反応を見ながら適宜増減します．

Felkerらの総説によると，慢性心不全患者の急性非代償期におけるループ利尿薬の初期静注量は，外来維持量の2.5倍程度とすることが，DOSE試験で安全性と有効性が示されています．例えば，外来で1日2回，フロセミド40mgの経口投与を行っている患者では，入院時の初期静注量はフロセミド100mgを1日2回投与とし，投与後のNa再吸収を考慮し，ループ利尿薬の静注は1日2回以上に分けて行うべきであるとしています[6]．

その後の投与量調整は，初期投与量に対する臨床反応を見ながら行います．十分量のループ利尿薬投与により，2時間以内に尿量が明らかに増加す

るはずです．反応が不十分な場合は，次の定期投与を待たずに速やかに増量します．ループ利尿薬の用量反応曲線は対数関数的であるため，反応を高めるには投与量を倍増するような大幅な増量が必要となります（図2）[13]．尿中 Na 排泄量のモニタリングも，投与量調整の指標として有用である可能性があります．

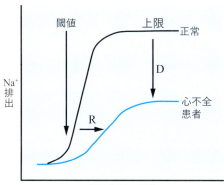

図2 ループ利尿薬の用量反応曲線
ADHF：acute decompensated heart failure.
（Felker GM, Ellison DH, Mullens W, et al.: Diuretic therapy for patients with heart failure: JACC State-of-the-Art Review. J Am Coll Cardiol 2020; 75: 1178-1195 より）

---

summary　ループ利尿薬のまとめ

- ☑ 急性期は躊躇なく十分量のループ利尿薬を用いて体液過剰を是正する
- ☑ ループ利尿薬が長期的な心不全管理において有益であるというエビデンスはない
- ☑ 慢性期には必要に応じて最低限のループ利尿薬の使用を検討する

コラム　利尿薬のコンビネーションと Na 利尿

利尿薬関連では，今おさえておくべきトピックは以下の 2 つです．
① Enhanced decongestion
② Na 利尿

ADVOR 試験[14]でのアセタゾラミド（ダイアモックス®），CLOROTIC 試験[15]でのサイアザイド系利尿薬，これらをループ利尿薬に追加する enhanced decongestion．両研究とも decongestion としての効果は当然示せていましたが，「予後を改善する！」とまでは言い難いのが実情です．ただし，投与の早さや利尿薬のコンビネーションに注目が集まってきています．

また，PUSH-AHF 試験[16]により Na 利尿をより考慮する時代にもなったかと思います．みなさん，心不全患者の尿中 Na（スポット尿）の濃度測定をしていますか？

PUSH-AHF では尿中 Na＜70 mmol/L というものが一つの参考になっています．ぜひ自分の患者での尿中 Na にも想いを馳せてみてください．

さらに，これらの研究をご覧になるときに 1 日にどのくらいの尿量を出しているのか？　ということにも注目してみてください．日本の心不全治療の特殊性を理解できるかもしれません．

▶ 文献

1) Ellison DH, Felker GM: Diuretic Treatment in Heart Failure. *N Engl J Med* 2017; **377**: 1964-1975.
2) 大塚製薬：サムスカ®OD 錠 7.5mg，同 15mg，同 30mg，同顆粒 1% 医薬品インタビューフォーム．https://www.info.pmda.go.jp/go/interview/1/180078_2139011D1022_1_029_1F.pdf（2024 年 9 月 9 日閲覧）．
3) Domanski M, Norman J, Pitt B, *et al*: Diuretic use, progressive heart failure, and death in patients in the Studies Of Left Ventricular Dysfunction (SOLVD). *J Am Coll Cardiol* 2003; **42**: 705-708.
4) Ahmed A, Husain A, Love TE, *et al*: Heart failure, chronic diuretic use, and increase in mortality and hospitalization: an observational study using propensity score methods. *Eur Heart J* 2006; **27**: 1431-1439.
5) Eshaghian S, Horwich TB, Fonarow GC: Relation of loop diuretic dose to mortality in advanced heart failure. *Am J Cardiol* 2006; **97**: 1759-1764.
6) Felker GM, Lee KL, Bull DA, *et al*: Diuretic strategies in patients with acute decompensated heart failure. *N Engl J Med* 2011; **364**: 797-805.
7) Matsue Y, Damman K, Voors AA, *et al*: Time-to-furosemide treatment and mortality in

patients hospitalized with acute heart failure. *J Am Coll Cardiol* 2017; **69**: 3042-3051.
8) 日本循環器学会/日本心不全学会：急性・慢性心不全診療ガイドライン（2017年改訂版）. https://www.j-circ.or.jp/cms/wp-content/uploads/2017/06/JCS2017_tsutsui_h.pdf（2024年6月26日閲覧）.
9) Masuyama T, Tsujino T, Origasa H, et al: Superiority of long-acting to short-acting loop diuretics in the treatment of congestive heart failure. *Circ J* 2012; **76**: 833-842.
10) Toyoda S, Arikawa T, Inami S, et al: Patients with CONgestive heart failure benefit from long-term treatment effects with novel treatment using azosemide compared with furosemide derived from existing retrospective study data: CONTENTED. *J Cardiovasc Pharmacol* 2019; **73**: 365-372.
11) DiNicolantonio JJ: Should torsemide be the loop diuretic of choice in systolic heart failure? *Future Cardiol* 2012; **8**: 707-728.
12) Mentz RJ, Anstrom KJ, Eisenstein EL, et al: Effect of torsemide vs furosemide after discharge on all-cause mortality in patients hospitalized with heart failure: The TRANSFORM-HF randomized clinical trial. *JAMA* 2023; **329**: 214-223.
13) Felker GM, Ellison DH, Mullens W, et al.: Diuretic therapy for patients with heart failure: JACC State-of-the-Art Review. *J Am Coll Cardiol* 2020; **75**: 1178-1195.
14) Mullens W, Dauw J, Martens P, et al: Acetazolamide in acute decompensated heart failure with volume overload. *N Engl J Med* 2022; **387**: 1185-1195.
15) Trullàs JC, Morales-Rull JL, Casado J, et al: Combining loop with thiazide diuretics for decompensated heart failure: the CLOROTIC trial. *Eur Heart J* 2023; **44**: 411-421.
16) Ter Maaten JM, Beldhuis IE, van der Meer P, et al: Natriuresis-guided diuretic therapy in acute heart failure: a pragmatic randomized trial. *Nat Med* 2023; **29**: 2625-2632.

第2章

レベル1 絶対に使いこなせるようになりたい急性期の薬剤

4 硝酸薬

症例

収縮期血圧190mmHgの高血圧を指摘されているが未治療だった52歳男性（Tさん）．初発のCS1急性心不全で来院した．

CS1心不全ですね！　とにかくまずニカルジピン（ペルジピン®）で降圧しましょう！

ちょっと待った！　確かに血管拡張は有効なんだけど，ニトログリセリンを使ってみようか．

ニカルジピンとニトログリセリンってどう違うんですか？？

どうやって降圧作用を有しているのか，丁寧に見ていこう．

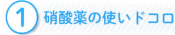

① 硝酸薬の使いドコロ

主にCS1心不全での血管拡張目的に使用します．持続静注は数日以内に耐性を生じるので漫然と投与を継続しないように注意しましょう．

② 硝酸薬の作用機序

硝酸薬は，一酸化窒素(NO)を介して血管平滑筋細胞内のグアニル酸シクラーゼ(GC)を刺激し，低用量では静脈系容量血管を，高用量では動脈系抵抗血管も拡張し，前負荷軽減効果(肺毛細管圧低下)および後負荷軽減効果(末梢血管抵抗低下に伴う心拍出量の軽度上昇)を発現します(図1)[1]．また，冠動脈拡張作用により虚血性心疾患を原因疾患とする急性心不全にも汎用されます[2]．ニトログリセリンおよび硝酸イソソルビドは，いずれもNOを介してGCを活性化させる点で共通しています．しかしながら，分子構造に基づくNOの生成機序およびその速度に違いがあるため，薬理作用や臨床効果に差異が生じると考えられています．

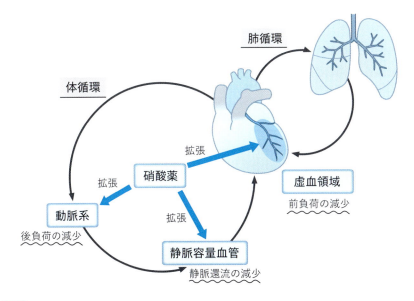

図1 循環における硝酸薬の作用機序
(Opie L, *et al*: Nitrates and newer antianginals. In: Opie LH, Gersh BJ (eds), Drugs for the Heart, eighth edition, Saunders, 2013: 38-63 より改変)

③ 硝酸薬の適応疾患

ニトログリセリン：急性心不全(慢性心不全の急性増悪期を含む), 狭心症, 手術時の低血圧維持.

硝酸イソソルビド：狭心症, 心筋梗塞(急性期を除く), その他の虚血性心疾患. 閉塞隅角緑内障には原則禁忌.

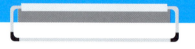

硝酸薬の心不全へのエビデンス

　ニトログリセリンや硝酸イソソルビド(ニトロール®)に代表される硝酸薬は, 血管拡張薬の中で最も歴史のある薬剤です. 強力な血管拡張作用と速やかな発現により, 急性心不全の初期治療で頻用されてきました.

　ニトログリセリンに関しては, 1990年のDupuisらの研究で, 重症の慢性心不全患者を対象に, ニトログリセリンの72時間持続静注により血行動態の改善効果が持続することが示されました[3]. さらに1998年のVMAC試験において, プラセボと比較してニトログリセリンが急性非代償性心不全患者の血行動態を改善させ, 呼吸困難を軽減することが確認されました[4].

　硝酸イソソルビドについても同様のエビデンスが報告されています. 1998年のCotterらのRCTでは, 重症肺水腫患者104例を対象として, 高用量硝酸イソソルビド＋低用量フロセミド群と, 低用量硝酸イソソルビド＋高用量フロセミド群が比較され, 前者の高用量硝酸イソソルビド＋低用量フロセミド群のほうが肺うっ血所見と呼吸困難の症状を有意に改善させました[5].

　しかし, 慢性心不全に対する硝酸薬の有効性については, さらなる検討が必要です. 2015年のNEAT-HFpEF試験では, LVEF 50％以上の心不全患者を対象として, 硝酸イソソルビド群とプラセボ群を比較し

た結果，硝酸薬はHFpEF患者のQOLや運動耐容能を改善させず，活動度を有意に低下させると報告されました[6]．

これらの結果の不一致は，急性期と慢性期での病態の違いや，硝酸薬の耐性の問題を反映していると考えられます．急性心不全では前負荷・後負荷の軽減が治療の主眼となるため，硝酸薬の強力な血管拡張作用が奏効するのに対し，慢性心不全では硝酸薬の長期使用による耐性が問題となる可能性があります．

以上のように，硝酸薬は急性心不全の治療において重要な役割を担ってきましたが，慢性心不全に対する有効性については十分なエビデンスが確立されていないのが現状です．今後，硝酸薬の適応や使用法について，さらなる研究が必要とされています．

④ 硝酸薬の有害事象

血圧低下，反射性頻脈，頭痛，メトヘモグロビン血症．

⑤ 硝酸薬の使い分け

硝酸イソソルビド，ニトログリセリンに加えて，心不全ではあまり使用しませんがニコランジル（シグマート®）なども硝酸薬の代表例です．薬理学的特性や臨床適応に違いがあります．

硝酸イソソルビド

硝酸イソソルビドは，主に静脈系の血管拡張作用を示し，前負荷を軽減します．動脈系への作用は比較的弱いため，収縮期血圧への影響はニトログリセリンよりも少ないとされています[7]．また，耐性の出現までに48〜96時間程度を要するため，長時間作用型の硝酸薬として位置づけられています[8]．通常の用量は，20mgを1日2回経口投与です．より持続時間の長い一硝酸イソソルビド（アイトロール®）も使用されています．

ニトログリセリン

　ニトログリセリンは，静脈系と動脈系の両方に作用し，前負荷と後負荷をともに軽減します．そのため，収縮期血圧の低下が硝酸イソソルビドよりも顕著となる傾向があります[7]．一方で，耐性の出現が比較的早く（12〜24時間）漫然と投与を継続することは推奨されていません[8]．急性心不全での静注量は，0.5γ（μg/kg/分）から開始し，症状や血行動態を見ながら適宜増減します．

一般的な使い分け

　日本では，硝酸イソソルビドとニトログリセリンが広く使用されています．急性心不全の治療において，ニトログリセリンと硝酸イソソルビドの使い分けは，患者の血行動態や病態を考慮して決定します．著明な肺うっ血を呈する場合や収縮期血圧が保たれている場合は硝酸イソソルビドを，心筋虚血の合併が疑われる場合や，より速効性が必要な場合はニトログリセリンを選択するのが一般的です．当院ではニトログリセリンの持続静注を頻用しています．

⑥ ニコランジル

　ニコランジルは，硝酸薬ではないものの同様の作用をする薬剤です．主に冠動脈拡張作用を示し，心筋虚血の改善に有効であり，血管平滑筋のK_{ATP}チャネルを開口することで，末梢血管抵抗を低下させ，後負荷を軽減します[9]．心不全に対する有効性については，十分なエビデンスが得られておらず，心不全に対して実臨床で使用することはありませんが，うっ血性心不全患者の運動耐容能を改善したとの報告があります[10]．通常の用量は，1回5mg 1日3回経口投与です．

⑦ ニカルジピンとニトログリセリンの違い

　ニカルジピンとニトログリセリンはともに血管拡張作用を有する薬剤ですが，その作用機序や適応，副作用などにはいくつかの違いがあります．

ニカルジピンは，ジヒドロピリジン系のCa拮抗薬に分類されます．L型Caチャネルを阻害することで，細胞内へのCa^{2+}の流入を抑制し，平滑筋の弛緩を引き起こします．その結果，末梢血管抵抗が減少し，降圧作用を示します[11]．

　急性心不全の治療において，ニカルジピンは後負荷軽減を主な目的とし，ニトログリセリンは前負荷軽減を主な目的として使用されます．肺うっ血が顕著な症例では，ニトログリセリンが第一選択となります．両者の併用も可能ですが，過度の血管拡張により低血圧をきたす可能性があるため，慎重な調整が必要です．

> **summary　硝酸薬のまとめ**
>
> - ☑ 硝酸薬は静脈系や冠動脈，動脈系を拡張することで心負荷を低減させて冠血流を保つ
> - ☑ 主にCS1心不全におけるキードラッグという立ち位置
> - ☑ 静注薬は耐性が出現するため漫然と投与を続けないこと

コラム　血管拡張薬と長期予後

　急性心不全における血管拡張薬はMebazaaら[12]による2008年のClinical Scenarioのコンセプトの普及で一挙に日本でも普及したのではないかと思われます．当時のCS1に対して，血管拡張薬としてニトログリセリンスプレーを「静脈注射」ではなく，ラインもない救急車内から治療できるというコンセプトは本当に画期的でした．

　ただ，急性期における血管拡張薬の早期の投与自体は，ELISABETH試験[13]やGALACTIC試験[14]を見ても有効性を非常に強く推奨するにはまだもう少し研究が必要な印象はあります．予後を改善するというよりは，あくまで心不全急性期・非代償期における負荷軽減・降圧の有効な薬剤の一つとして位置づけていると理解しておいてよいでしょう．

　心不全と血管拡張薬の関係は面白いです．V-HeFT[15]で心不全の中の血管拡張薬の位置づけができたように思います．ただV-HeFT II[15]でACE阻害薬も含めて考察されることにより，心不全に血管拡張が効いているのか，それとも他のプラスアルファの要素なのか？　という検討が行われてきました．その後もナトリウムペプチド関連のnesiritideやselelaxinなど血管拡張薬の研究が行われていますが，まだ長期予後にうまくつながっておらず，日本の臨床現場でお見かけすることは少ないと思います（カリペリチドはあとで取扱います）．慢性期の治療はさておき，急性心不全における血管拡張薬のどの要素が効いているのか？　今後もまだまだ血管拡張薬の予後改善については研究が進んでいくでしょう．楽しみな領域です．

▶文献

1) Opie LH, Horowitz JD: Nitrates and newer antianginals. In: Opie LH, Gersh BJ (eds), Drugs for the Heart, eight edition, Saunders, 2013: 38-63.
2) 日本循環器学会/日本心不全学会：急性・慢性心不全診療ガイドライン（2017年改訂版）．https://www.j-circ.or.jp/cms/wp-content/uploads/2017/06/JCS2017_tsutsui_h.pdf（2024年6月26日閲覧）．
3) Dupuis J, Lalonde G, Lebeau R, et al: Sustained beneficial effect of a seventy-two hour intravenous infusion of nitroglycerin in patients with severe chronic congestive heart failure. Am Heart J 1990; **120**: 625-637.
4) Publication Committee for the VMAC Investigators (Vasodilatation in the Management of Acute CHF): Intravenous nesiritide vs nitroglycerin for treatment of decompensated

congestive heart failure: a randomized controlled trial. *JAMA* 2002; **287**: 1531-1540.
5) Cotter G, Metzkor E, Kaluski E, *et al*: Randomised trial of high-dose isosorbide dinitrate plus low-dose furosemide versus high-dose furosemide plus low-dose isosorbide dinitrate in severe pulmonary oedema. *Lancet* 1998; **351**: 389-393.
6) Redfield MM, Anstrom KJ, Levine JA, *et al*: Isosorbide mononitrate in heart failure with preserved ejection fraction. *N Engl J Med* 2015; **373**: 2314-2324.
7) Abrams J: Pharmacology of nitroglycerin and long-acting nitrates. *Am J Cardiol* 1985; **56**: 12A-18A.
8) Cintron GB, Glasser SP, Weston BA, *et al*: Effect of intravenous isosorbide dinitrate versus nitroglycerin on elevated pulmonary arterial wedge pressure during acute myocardial infarction. *Am J Cardiol* 1988; **61**: 21-25.
9) Taira N: Nicorandil as a hybrid between nitrates and potassium channel activators. *Am J Cardiol* 1989; **63**: 18J-24J.
10) Zhao F, Chaugai S, Chen P, *et al*: Effect of nicorandil in patients with heart failure: a systematic review and meta-analysis. *Cardiovasc Ther* 2014; **32**: 283-296.
11) Elkayam U: Calcium channel blockers in heart failure. *Cardiology* 1998; **89**: 38-46.
12) Mebazaa A, Gheorghiade M, Piña IL, *et al*: Practical recommendations for prehospital and early in-hospital management of patients presenting with acute heart failure syndromes. *Crit Care Med* 2008; **36**: S129-139.
13) Freund Y, Cachanado M, Delannoy Q, *et al*: Effect of an emergency department care bundle on 30-day hospital discharge and survival among elderly patients with acute heart failure: The ELISABETH randomized clinical trial. *JAMA* 2020; **324**: 1948-1956.
14) Kozhuharov N, Goudev A, Flores D, *et al*: Effect of a strategy of comprehensive vasodilation vs usual care on mortality and heart failure rehospitalization among patients with acute heart failure: The GALACTIC randomized clinical trial. *JAMA* 2019; **322**: 2292-2302.
15) Cohn JN, Archibald DG, Ziesche S, *et al*: Effect of vasodilator therapy on mortality in chronic congestive heart failure. Results of a Veterans Administration Cooperative Study. *N Engl J Med* 1986; **314**: 1547-1552.

レベル 2

エビデンスが確立している，
投与必須の慢性期管理の薬剤

第2章

レベル2　エビデンスが確立している，投与必須の慢性期管理の薬剤

5　ACE阻害薬

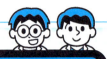

症例

心筋梗塞に対してPCI施行歴があり，低左心機能（LVEF 35%）を背景とした慢性心不全のある85歳男性（Yさん）．今回，誤嚥性肺炎を契機とした慢性心不全の増悪で救急搬送された．

> B先生，お疲れ様です！　この患者さんですが，心保護薬を何も飲んでいないそうです！　心臓にはACE阻害薬という薬がいいって教科書で読んだのですが，エナラプリル（レニベース®）とか，いかがでしょうか！

> おっ，A先生，よく勉強しているね．左心機能によって推奨されるかどうか変わってくるんだけど，この症例だったら適切だね．誤嚥性肺炎で入院してきたし，ちょうどいいね！

> え，ちょうどいい？？？

① ACE阻害薬の使いドコロ

ARNIに取って代わられつつありますが，従来のHFrEF治療薬の代表選手です．現在もわが国のガイドライン上は第一選択であり，低血圧などでARNIが使用しづらい場合にACE阻害薬が選択されることも多々あります．咳嗽の出現に注意しましょう．

② ACE 阻害薬の作用機序

ACE 阻害薬は，アンジオテンシン I をアンジオテンシン II に変える ACE を阻害する働きがあります．結果としてレニン・アンジオテンシン・アルドステロン系（RAAS）の血管収縮や Na 貯留が阻害されて，血圧上昇を防ぎます（図 1）．また，ACE の持つブラジキニンを不活化する作用も阻害することで，降圧系であるカリクレイン - キニン系を活性化させます[1]．

ACE 阻害薬は単なる降圧薬ではありません．アンジオテンシン II には心臓の肥大化や腎臓の線維化を促進する作用もあり，これらの作用を抑制することで，心保護作用・腎保護作用があることが示されています[2,3]．

③ ACE 阻害薬の適応疾患

慢性心不全，本態性高血圧症，腎性高血圧症，腎血管性高血圧症，悪性高血圧．

妊婦および両側性腎動脈狭窄がある場合には原則禁忌．

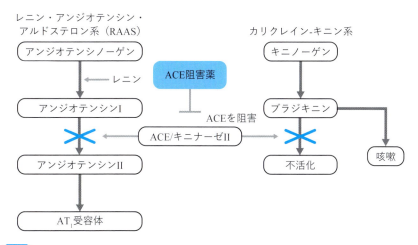

図1 ACE 阻害薬の作用機序
ACE：アンジオテンシン変換酵素，AT_1 受容体：アンジオテンシン II タイプ 1 受容体，AT_2 受容体：アンジオテンシン II タイプ 2 受容体．

ACE 阻害薬の心不全へのエビデンス

　最近は ARNI が心不全治療のゴールドスタンダードになりつつありますが，ACE 阻害薬は従来の心保護薬の代表格です．新薬を学ぶ前に，まずはスタンダードな心不全治療薬から学んでいきましょう．ACE 阻害薬の歴史を辿ってみましょう．

　代表的なエビデンスは 1987 年の CONSENSUS 試験です[4]．NYHA 心機能分類 IV の重症な心不全患者 253 例に対して，エナラプリル群とプラセボ群を比較しました．平均観察期間は 6 か月で，心不全の進行による死亡率は 17.3% 対 34.9%（$p = 0.001$）で，エナラプリル群は心不全進行による死亡のリスクを 50% 低下しました．これが，ACE 阻害薬が重症心不全症例に対して明らかな予後改善効果を示した世界初の大規模試験でした．

　続いて 1991 年の SOLVD Treatment 試験です[5]．NYHA 心機能分類 II および III の LVEF 35% 以下の心不全患者 2,569 例に対して，エナラプリル群とプラセボ群を比較しました．平均観察期間は 41.4 か月で，死亡および心不全による入院率は 47.7% 対 57.3%（$p<0.0001$）で，エナラプリル群で 26% 低下しました．この研究のおかげで，ACE 阻害薬は重症度によらず HFrEF での心保護薬としての地位を確立しました．

　さらに，翌 1992 年に SOLVD Prevention 試験も発表されています[6]．LVEF 35% 以下であるものの心不全症状のない患者 4,228 例に対して，エナラプリル群とプラセボ群を比較しました．平均観察期間は 37.4 か月で，死亡および心不全による入院率は 20.6% 対 24.5%（$p<0.001$）と，エナラプリル群で 20% 低下しました．つまり，SOLVD Treatment 試験とあわせて，無症候から NYHA 心機能分類 III までの HFrEF に対しても奏効することを示しました．こうして低左心機能を

伴う慢性心不全に対する ACE 阻害薬のエビデンスは確立しました．

また，ACE 阻害薬の用量を比較した ATLAS 試験では，LVEF 30% 以下で NYHA 心機能分類 II 〜 IV の心不全患者 3,164 例に対して，ACE 阻害薬リシノプリル（ロンゲス®）の低用量群と高用量群を比較しました[7]．死亡および心不全による入院率は 60.4% 対 55.1%（$p<0.001$）と，高用量群で 15% 低下しました．このため，心不全治療における ACE 阻害薬の用量は忍容性がある限り増量を試みるべきとされています．

『急性・慢性心不全診療ガイドライン（2017 年改訂版）』では，HFrEF に対して ACE 阻害薬は無症候性であっても禁忌がない限り全症例に使用すべき（Class IA）とされていました[8]．ただし，最新の『2021 年 JCS/JHFS ガイドライン フォーカスアップデート版 急性・慢性心不全診療』では ACE 阻害薬投与下で効果が不十分の場合には ARNI への切り替えを推奨しています（Class IA）[9]．

以上，ACE 阻害薬に対する代表的なエビデンスでした．これらのエビデンスの詳細が重要というよりも，十分量のエビデンスが蓄積されてきた，という事実を知っていただければ十分です．ただし，あくまでこれらのエビデンスは全て HFrEF に対するものであって，HFpEF や HFmrEF に対する推奨ではないことに注意が必要です．

④ ACE 阻害薬と誤嚥性肺炎

ブラジキニンやサブスタンス P といった物質が ACE で不活化されますが，どちらの物質も咳嗽を惹起する作用があります．実際，ACE 阻害薬を使用すると 5 〜 20% に空咳の有害事象が報告されています．空咳，つまり，咳嗽反射を刺激する効果があるため，嚥下機能が低下している患者にとっては誤嚥性肺炎予防に効果的です．実際にシステマティックレビューで ACE 阻害薬がコントロール群と比べて有意に肺炎発症を減らす（OR 0.66 ［95%CI：0.55 〜 0.80］）とされています．特に脳卒中の既往がある患者

(OR 0.46[95%CI：0.34 ～ 0.62])やアジア人(OR 0.43[95%CI：0.34～0.54])に奏効すると報告されています[10]。

⑤ ACE 阻害薬のその他の有害事象

　増加したブラジキニンには，血管拡張や血管透過性を亢進する作用があり，血管浮腫を発症するとされています[11]。血管浮腫の症状は，皮膚のどこにでも現れ，多くの場合，瞼や唇，頬に多く見られるので投与開始後に注意して見ておきましょう。

　そのほか，アンジオテンシン II は腎臓の輸入細動脈と輸出細動脈両方を収縮させます。感受性は輸出細動脈のほうが高いとされていて，ACE 阻害薬によって輸出細動脈がより拡張されて糸球体内圧を低下させるとされています。輸入細動脈も拡張するため糸球体を通る血流が増えますが，糸球体内圧が下がることで糸球体濾過量(GFR)が低下して，クレアチニンが上がってしまうことがあります[12]。それに伴って高カリウム血症をきたしうることに注意しましょう。

⑥ ACE 阻害薬の使い分け

　日本で心不全に対する適応を有するのは，エナラプリルとリシノプリルです。前述の通りエナラプリルのほうが心不全に対するエビデンスが豊富であり，最も一般的に使用される ACE 阻害薬です。リシノプリルは 24 時間降圧効果が持続するとされており，血圧の日内変動が大きい患者に適している場合があります。

⑦ ACE 阻害薬の投与方法

　心不全に対する ACE 阻害薬の投与は，低用量から開始し，忍容性を確認しながら徐々に増量していくのが基本です。エナラプリルの場合，通常は 1 回 2.5mg を 1 日 1 回から開始し，数週間かけて目標用量(1 日 10mg)まで

漸増します．リシノプリルも1回2.5mgを1日1回から開始し，目標用量（1日10mg）まで増量します．日本での最大量としては，エナラプリル10 mg（2021年のESCガイドラインでは20〜40mg），リシノプリル10mg（2021年のESCガイドラインでは20〜35mg）である[13]．

summary　ACE阻害薬のまとめ

- ☑ ACE阻害薬はRAASの阻害とカリクレイン-キニン系の活性化を作用機序とする心保護薬である
- ☑ HFrEF患者の予後改善効果について，強力なエビデンスが数多く報告されてきた
- ☑ 咳嗽，血管浮腫，腎機能低下，高カリウム血症に注意して使用する

コラム　日本人はACE阻害薬が嫌い？

　ARNIが出る前から日本の心不全診療において，ARBがACE阻害薬よりよく処方されていることが違和感を持たれていました．HFrEFの心不全に対してのエビデンスだけではなく，急性心筋梗塞（AMI）後においてもSAVE試験[14]，AIRE試験[15]，TRACE試験[16]のように有効性が示されており，ACE阻害薬のほうがARBよりも好まれているのが一般的です．

　ACE阻害薬が使われない理由は日本では咳の合併症が起きることが大きいかと思います．もう一つはARBの降圧効果を考慮すると，HFpEFの心不全ではARBを処方する可能性が高く，HFpEFとHFrEFを別にすることよりも同じものを出しやすいので，心不全にARBというのが普及してきた実情があるかと思います．

▶ 文献

1）Ondetti MA, Rubin B, Cushman DW: Design of specific inhibitors of angiotensin-converting enzyme: new class of orally active antihypertensive agents. *Science* 1977; **196**: 441-444.

2) Pfeffer MA, Greaves SC, Arnold JM, et al: Early versus delayed angiotensin-converting enzyme inhibition therapy in acute myocardial infarction. The healing and early afterload reducing therapy trial. *Circulation* 1997; **95**: 2643-2651.
3) Jafar TH, Stark PC, Schmid CH, et al: Progression of chronic kidney disease: the role of blood pressure control, proteinuria, and angiotensin-converting enzyme inhibition: a patient-level meta-analysis. *Ann Intern Med* 2003; **139**: 244-252.
4) Swedberg K, Kjekshus J: Effects of enalapril on mortality in severe congestive heart failure: results of the Cooperative North Scandinavian Enalapril Survival Study（CONSENSUS）. *Am J Cardiol* 1988; **62**: 60A-66A.
5) SOLVD Investigators; Yusuf S, Pitt B, Davis CE, et al: Effect of enalapril on survival in patients with reduced left ventricular ejection fractions and congestive heart failure. *N Engl J Med* 1991; **325**: 293-302.
6) SOLVD Investigators; Yusuf S, Pitt B, Davis CE, et al: Effect of enalapril on mortality and the development of heart failure in asymptomatic patients with reduced left ventricular ejection fractions. *N Engl J Med* 1992; **327**: 685-691.
7) Packer M, Poole-Wilson PA, Armstrong PW, et al: Comparative effects of low and high doses of the angiotensin-converting enzyme inhibitor, lisinopril, on morbidity and mortality in chronic heart failure. ATLAS Study Group. *Circulation* 1999; **100**: 2312-2318.
8) 日本循環器学会/日本心不全学会：急性・慢性心不全診療ガイドライン（2017年改訂版）. https://www.j-circ.or.jp/cms/wp-content/uploads/2017/06/JCS2017_tsutsui_h.pdf（2024年6月26日閲覧）.
9) 日本循環器学会/日本心不全学会：2021年JCS/JHFSガイドラインフォーカスアップデート版 急性・慢性心不全診療. https://www.j-circ.or.jp/cms/wp-content/uploads/2021/03/JCS2021_Tsutsui.pdf（2024年6月26日閲覧）.
10) Caldeira D, Alarcão J, Vaz-Carneiro A, et al: Risk of pneumonia associated with use of angiotensin converting enzyme inhibitors and angiotensin receptor blockers: systematic review and meta-analysis. *BMJ* 2012; **345**: e4260.
11) Brown T, Gonzalez J, Monteleone C: Angiotensin-converting enzyme inhibitor-induced angioedema: A review of the literature. *J Clin Hypertens（Greenwich）* 2017; **19**: 1377-1382.
12) Viberti G, Mogensen CE, Groop LC, et al: Effect of captopril on progression to clinical proteinuria in patients with insulin-dependent diabetes mellitus and microalbuminuria. European Microalbuminuria Captopril Study Group. *JAMA* 1994; **271**: 275-279.
13) McDonagh TA, Metra M, Adamo M, et al.: 2021 ESC Guidelines for the diagnosis and treatment of acute and chronic heart failure. *Eur Heart J* 2021; **42**: 3599-3726.
14) Pfeffer MA, Braunwald E, Moyé LA, et al: Effect of captopril on mortality and morbidity in patients with left ventricular dysfunction after myocardial infarction. Results of the survival and ventricular enlargement trial. The SAVE Investigators. *N Engl J Med* 1992; **327**: 669-677.
15) The Acute Infarction Ramipril Efficacy（AIRE）Study Investigators: Effect of ramipril on mortality and morbidity of survivors of acute myocardial infarction with clinical evidence of heart failure. *Lancet* 1993; **342**: 821-828.
16) Køber L, Torp-Pedersen C, Carlsen JE, et al: A clinical trial of the angiotensin-converting-enzyme inhibitor trandolapril in patients with left ventricular dysfunction after myocardial infarction. Trandolapril Cardiac Evaluation（TRACE）Study Group. *N Engl J Med* 1995; **333**: 1670-1676.

第2章 レベル2 エビデンスが確立している，投与必須の慢性期管理の薬剤

6 ARB

症例

心筋梗塞に対してPCI施行歴があり，低左心機能(LVEF 35%)を背景とした慢性心不全のある85歳男性(Yさん)．今回，誤嚥性肺炎を契機とした慢性心不全の増悪で救急搬送された．前項の際にACE阻害薬を導入していた．

B先生，ACE阻害薬を始めた患者さんですが，空咳がひどくて困っているようです．どうしたらいいでしょうか？

それなら，ARBに変更しようか！

ACE阻害薬とARBってなんだか似たような作用の薬な気がするのですが，どうなんでしょうか？

ACE阻害薬とARBの作用部位の違いを理解して，意識して使い分けられるようにしよう！

① ARBの使いドコロ

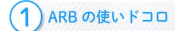

　HFrEF治療薬として，咳嗽などでACE阻害薬が継続困難な場合に選択することが推奨されています．ARNIの項でも解説しますが，ACE阻害薬よりもARNIへのスイッチが容易なため，ARNIへの変更を念頭に置いて，はじめから用いられることもあります．

② ARBの作用機序

ARBはアンジオテンシンIIが作用するアンジオテンシンIIタイプ1（AT_1）受容体を直接的に阻害する働きがあります．結果としてACE阻害薬と同様にレニン・アンジオテンシン・アルドステロン系（RAAS）の血管収縮やNa貯留が阻害されて，血圧上昇を防ぎます[1]．しかし，ACE阻害薬と違って，ブラジキニンの不活化は抑制しないため，ACE阻害薬ほど空咳は出ないとされています（図1）．

ここまでみると，「ARBって空咳が出ないACE阻害薬みたいなものじゃない？　ACE阻害薬じゃなくてARB使っていればいいんじゃない？」と思うかもしれません．しかし，ARBはACE阻害薬にあったカリクレイン-キニン系の活性化という作用機序は持ち合わせていません．ACE阻害薬のほうが複数の作用機序で効果を発揮しているといえます．

『急性・慢性心不全診療ガイドライン（2017年改訂版）』でも「左室収縮機能低下に基づく慢性心不全患者においてACE阻害薬と同等の心血管イベ

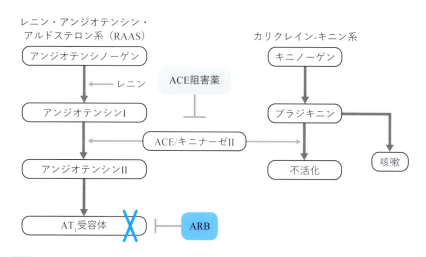

図1 ARBの作用機序
ACE：アンジオテンシン変換酵素，ARB：アンジオテンシンII受容体拮抗薬，AT_1受容体：アンジオテンシンIIタイプ1受容体．

ント抑制効果を有する」としながらも「ACE阻害薬が忍容性などの点で投与できない場合にARBを用いるべき(推奨1A)」としており，まずACE阻害薬から使用することが推奨されています[2]．

③ ARBの適応疾患

高血圧症，慢性心不全(カンデサルタンのみ保険適用)．
妊婦および両側性腎動脈狭窄がある場合には原則禁忌．

ARBの心不全へのエビデンス

　最初のランドマークスタディは，1997年のELITE試験です[3]．LVEF 40%以下かつNYHA心機能分類Ⅱ～Ⅳの心不全患者722例に対して，ARBのロサルタン(ニューロタン®)群とACE阻害薬のカプトプリル(カプトリル®)群を比較しました．平均観察期間は12か月で，死亡および心不全による入院率は9.4%対13.2%($p = 0.075$)で，確固たるエビデンスのあるACE阻害薬と比較して少なくとも両群で有意差を認めませんでした．

　ELITE試験では，死亡および入院率は一次エンドポイントではなかったため，2000年にこれらを一次エンドポイントとしたELITE Ⅱ試験が発表されました[4]．LVEF 40%以下かつNYHA心機能分類Ⅱ～Ⅳの心不全患者3,152例を対象に，ロサルタン群とカプトプリル群を比較しました．平均観察期間は46か月で，死亡および入院率は47.7%対44.9%($p = 0.18$)で，両群で有意差を認めませんでした．

　2001年のVal-HeFT試験では，LVEF 40%以下かつNYHA心機能分類Ⅱ～Ⅳの心不全患者5,010例を対象に，バルサルタン(ディオバン®)群とプラセボ群を比較しました[5]．平均観察期間は23か月で，心不全による入院率は13.8%対18.2%($p<0.001$)で，バルサルタン群で

24%低下しました．

　2003年のCHARM-Alternative試験ではLVEF 40%以下かつNYHA心機能分類II～IVの心不全患者で，過去にACE阻害薬に不耐だった（有害事象のため投与を中断した）2,028例に対して，カンデサルタン（ブロプレス®）群とプラセボ群を比較しました[6]．平均観察期間は34か月で，心血管死および心不全による入院率は33.0%対40.0%（$p<0.0001$）で，カンデサルタン群で30%低下しました．

　同年のCHARM-Added試験ではLVEF 40%以下かつNYHA心機能分類II～IVの心不全患者で，すでにACE阻害薬を内服している2,548例を対象に，カンデサルタン群とプラセボ群を比較しました[7]．平均観察期間は41か月で，心血管死および心不全による入院率は37.9%対42.3%（$p = 0.011$）で，カンデサルタン群で15%低下しました．

　同年のCHARM-Preserved試験では，LVEF 40%以上か，NYHA新機能分類II～IVの心不全患者3,023例を対象に，カンデサルタン群とプラセボ群を比較しました．平均観察期間は36.6か月で，心血管死および心不全による入院率は22.0%対24.3%（$p = 0.051$）で，低下傾向がみられましたが，統計学的有意差にはわずかに届きませんでした．

　さらに，同年に発表されたCHARM-Overall Programmeは上記3つのCHARM試験をまとめており，NYHA心機能分類II～IVの心不全患者7,601例を対象に，カンデサルタン群とプラセボ群を比較しました[8]．平均観察期間は37.7か月で，心血管死および心不全による入院率は30.2%対34.5%（$p<0.0001$）で，カンデサルタン群で16%低下しました．

　数多くの大規模臨床試験のメタ解析であるBPLTTC（Blood Pressure Lowering Treatment Trialists' Collaboration）においてACE阻害薬とARBが比較された結果，ACE阻害薬には冠動脈イベントを9%抑制する作用がある一方，ARBには同様の作用がないことが示されました[9]．

　以上のエビデンスから，いまも『急性・慢性心不全診療ガイドライン（2017年改訂版）』では「ACE阻害薬が忍容性などの点で投与できない場合にはARBを用いるべき（推奨1A）」とされています[2]．

④ ARBの有害事象

急性腎機能障害や高カリウム血症，浮腫など，ACE阻害薬と同様の有害事象に注意が必要です．ACE阻害薬に比べ，頻度は格段に少なくなりますが，ARBでも空咳が報告されているので注意が必要です．

⑤ ARBの使い分け

現在日本で使用されているARBは7種類ありますが，日本で心不全に対して適応があるのはカンデサルタンのみです（表1）[10-12]．ARBの使い分けは以下の通りです．

ロサルタン

大規模臨床試験であるRENAAL試験によって腎機能を保護するというエビデンスが初めて示されたARBです[13]．尿への尿酸排泄を促すため血中の尿酸が低下します．最大降圧効果が出るまでに数か月はかかるのではないかといわれており，最大降圧量も10mmHg程度と降圧効果は弱めです．

カンデサルタン

日本で開発された初のARBです．CASE-J試験では他のARBと遜色ない効果であることが示されており，糖尿病の新規発症も抑制しうるとされています[14]．心不全の適応がある唯一のARBです．

バルサルタン

他のARBと同等の効果を有します．バルサルタンにかかわる臨床研究論文においてデータの改竄によって結果をよく見せかける論文不正が行われてしまいました（ディオバン事件）．サクビトリルとの合剤がARNIであり，切り替えやすいという利点があります．

テルミサルタン

配合薬の種類が多く，ARB＋利尿薬，ARB＋Ca拮抗薬，ARB＋Ca拮抗薬＋利尿薬の配合薬があるのは現時点ではテルミサルタンだけです．

オルメサルタン

日本で開発された2つ目のARBです．ROADMAP試験では糖尿病患者

表1 7種類のARBの特徴

一般名	商品名	最大投与量(mg)	適応症	特徴
ロサルタン	ニューロタン®	100	・高血圧症 ・高血圧および蛋白尿に伴う2型糖尿病における糖尿病性腎症	・世界初のARB ・尿酸排泄作用を有する
カンデサルタン	ブロプレス®	12	・高血圧症 ・腎実質性高血圧症 ・ACE阻害薬の投与が適切でない場合の慢性腎不全（軽症〜中等症）	・ARBで唯一慢性心不全の適応あり
バルサルタン	ディオバン®	160	・高血圧症	・サクビトリルとの合剤がARNIであり，切り替えやすい
テルミサルタン	ミカルディス®	80	・高血圧症	・半減期がARBで最長（40mgで20.3時間） ・CYPの影響を受けにくい
オルメサルタン	オルメテック®	40	・高血圧症	・CYPの影響を受けにくい
イルベサルタン	アバプロ®，イルベタン®	200	・高血圧症	・尿酸排泄作用を有する
アジルサルタン	アジルバ®	40	・高血圧症	・国内第III相試験においてカンデサルタンよりも有意に強い降圧作用を示し，ARBで最も強い降圧作用を持つとされている

（日本高血圧学会高血圧治療ガイドライン作成委員会：高血圧治療ガイドライン2019，日本痛風・核酸代謝学会ガイドライン改訂委員会：高尿酸血症・痛風の治療ガイドライン第3版2022年追補版，武田薬品工業：アジルバ®医薬品インタビューフォーム）

でアルブミン尿が出るまでの期間を延長させたと報告されています[15]．

イルベサルタン

　ロサルタンに似ています．腎機能抑制効果があり，尿酸低下作用もあり，

降圧効果は高くないとされています（最高降圧までの日数はやや短いものの最大降圧は 8mmHg）．

アジルサルタン

最後に発売された ARB です．最速最大の降圧効果を示します．

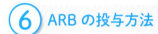

ARB の投与方法

心不全に対してはカンデサルタン 1 回 4mg1 日 1 回で開始することが多いですが，重症例，腎機能障害がある場合は 2mg/ 日から開始を検討します．維持量としては 4 〜 8mg/ 日（最大量 12mg/ 日）です．最大量としては，日本ではロサルタン 100mg（2021 年の ESC ガイドラインでは 150mg），カンデサルタン 12mg（2021 年の ESC ガイドラインでは 32mg），バルサルタン 160mg（2021 年の ESC ガイドラインでは 320mg）となっている[16]．

> **summary** ARB のまとめ
> - ☑ HFrEF において ARB は ACE 阻害薬と同等の心保護効果があると考えられている
> - ☑ 冠動脈イベント抑制効果も示されている ACE 阻害薬に忍容性がなければ ARB への切り替えを検討する
> - ☑ 7 つの ARB の特徴を理解して使い分けられるようにする

コラム　特殊な効果を持つ ARB

　最近の心不全の治療の流れは，高血圧を at-risk とするため後々の症候性の心不全（Stage C）の治療を視野に入れた治療選択が重要です．

　高血圧では ACE 阻害薬と ARB では ARB のほうが降圧効果・副作用・イベント抑制の観点からも推奨されることが多く，心不全になったところで現場での推奨が多少逆になるのは興味深いところです．

　糖尿病や腎不全患者に多い，包括的高度慢性下肢虚血（CLTI）の患者で近年日本ではレオカーナ®という LDL 吸着療法が使えるようになりました．この LDL 吸着を行うとブラジキニン濃度が上昇することがあり，ACE 阻害薬の休薬が必要となります．コレステロール塞栓症でも LDL アフェレシスなどの可能性もあり，循環器関連の診療料では ACE 阻害薬を出しにくい場合もあります．こういう実情も ARB 処方に向かう一つの要因かもしれません．

　最後に，少し別の話として Marfan 症候群の大動脈基部拡張に ARB の中でもロサルタンがよいということがいわれています．通常 ARB は降圧効果を期待して処方されることが多い中でロサルタン[17]は降圧効果が強くないことを考えると，ロサルタンが処方されている場合に大動脈疾患を頭の片隅に置いておくことは循環器内科医がよくやることです．

▶ 文献

1) Hollenberg NK, Fisher ND, Price DA: Pathways for angiotensin II generation in intact human tissue: evidence from comparative pharmacological interruption of the renin system. Hypertension 1998; **32**: 387-392.
2) 日本循環器学会/日本心不全学会：急性・慢性心不全診療ガイドライン（2017年改訂版）. https://www.j-circ.or.jp/cms/wp-content/uploads/2017/06/JCS2017_tsutsui_h.pdf（2024年6月26日閲覧）.
3) Pitt B, Segal R, Martinez FA, et al: Randomised trial of losartan versus captopril in patients over 65 with heart failure (Evaluation of Losartan in the Elderly Study, ELITE). Lancet 1997; **349**:747-752.
4) Pitt B, Poole-Wilson PA, Segal R, et al: Effect of losartan compared with captopril on mortality in patients with symptomatic heart failure: randomised trial-- the Losartan Heart Failure Survival Study ELITE II. Lancet 2000; **355**: 1582-1587.
5) Cohn JN, Tognoni G; Valsartan Heart Failure Trial Investigators: A randomized trial of the angiotensin-receptor blocker valsartan in chronic heart failure. N Engl J Med 2001; **345**: 1667-1675.

6) Granger CB, McMurray JJ, Yusuf S, *et al*: Effects of candesartan in patients with chronic heart failure and reduced left-ventricular systolic function intolerant to angiotensin-converting-enzyme inhibitors: the CHARM-Alternative trial. *Lancet* 2003; **362**: 772-776.
7) McMurray JJ, Ostergren J, Swedberg K, *et al*: Effects of candesartan in patients with chronic heart failure and reduced left-ventricular systolic function taking angiotensin-converting-enzyme inhibitors: the CHARM-Added trial. *Lancet* 2003; **362**: 767-771.
8) Pfeffer MA, Swedberg K, Granger CB, *et al*: Effects of candesartan on mortality and morbidity in patients with chronic heart failure: the CHARM-Overall programme. *Lancet* 2003; **362**:759-766.
9) Blood Pressure Lowering Treatment Trialists' Collaboration; Turnbull F, Neal B, Pfeffer M, *et al*: Blood pressure-dependent and independent effects of agents that inhibit the renin-angiotensin system. *J Hypertens* 2007; **25**: 951-958.
10) 日本高血圧学会高血圧治療ガイドライン作成委員会：高血圧治療ガイドライン2019．ライフサイエンス出版．2019．
11) 日本痛風・尿酸核酸学会ガイドライン改訂委員会：高尿酸血症・痛風の治療ガイドライン第3版2022年追補版．診断と治療社．2022．
12) 武田薬品工業：アジルバ錠10㎎，同20㎎，同40㎎，同顆粒1%医薬品インタビューフォーム．https://www.info.pmda.go.jp/go/interview/1/400256_2149048F1022_1_016_1F.pdf（2024年8月26日閲覧）．
13) Brenner BM, Cooper ME, de Zeeuw D, *et al*: Effects of losartan on renal and cardiovascular outcomes in patients with type 2 diabetes and nephropathy. *N Engl J Med* 2001; **345**: 861-869.
14) Fukui T, Rahman M, Hayashi K, *et al*: Candesartan Antihypertensive Survival Evaluation in Japan (CASE-J) trial of cardiovascular events in high-risk hypertensive patients: rationale, design, and methods. *Hypertens Res* 2003; **26**: 979-990.
15) Grassi G: The ROADMAP trial: olmesartan for the delay or prevention of microalbuminuria in type 2 diabetes. *Expert Opin Pharmacother* 2011; **12**: 2421-2424.
16) McDonagh TA, Metra M, Adamo M, *et al*.: 2021 ESC Guidelines for the diagnosis and treatment of acute and chronic heart failure. *Eur Heart J* 2021; **42**: 3599-3726.
17) Groenink M, den Hartog AW, Franken R, *et al*: Losartan reduces aortic dilatation rate in adults with Marfan syndrome: a randomized controlled trial. *Eur Heart J* 2013; **34**: 3491-3500.

第2章

レベル2 エビデンスが確立している，投与必須の慢性期管理の薬剤

7 ARNI

症例

心筋梗塞に対してPCI施行歴があり，低左心機能（LVEF 35%）を背景とした慢性心不全のある85歳男性（Yさん）．今回，尿路感染症を契機とした慢性心不全の増悪で救急搬送された．ARB，β遮断薬，MRAを導入されている．

 この患者さん，心不全治療薬を重ねていますが，なかなか運動耐容能が上がらないようです．次の一手は何でしょうか……．

ARNIを試してみようか！

 あ！ Fantastic Fourってやつですよね！ キャッチーな名前だから記憶に残っていても，あんまりわかっていないんです……．そもそも最近はARNI単剤が心不全ではない人にも処方されていたりして，いまいち使いドコロがわからないですよね……．

ARNIは心不全と高血圧に使われるんだけど，投与方法が違うんだ．一つずつ丁寧に見ていこう．

ARNIの使いドコロ

HFrEF治療薬として，ACE阻害薬とARBを上回る予後改善効果が見込まれています．血圧に余裕がある（血圧が十分維持されており，ARNIの降

圧作用で低血圧にならないことが見込まれる)症例の場合は積極的にARNIが導入されます．後述するPARAGLIDE-HF試験の結果により，LVEF 60%未満(below normal)であれば有効である可能性が示唆されています．

② ARNIの作用機序

ARNIのサクビトリルバルサルタン(エンレスト®)は，ネプリライシン阻害薬のサクビトリルとARBのバルサルタンの配合薬です．ARBによってAT$_1$受容体が阻害されることに加えて，アンジオテンシンIIと内因性Na利尿ペプチド(ANP，BNPなど)の分解を担うネプリライシンの作用を阻害します(図1)．

アンジオテンシンIIが増加することに加えて，内因性Na利尿ペプチド

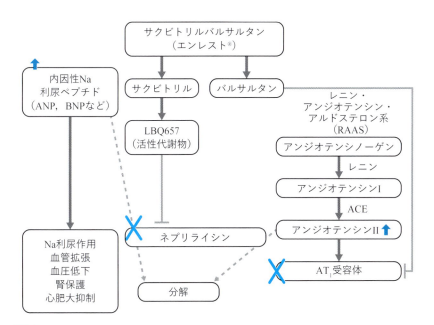

図1 ARNIの作用機序
ARNI：アンジオテンシン受容体／ネプリライシン阻害薬，ANP：心房性(A型)ナトリウム利尿ペプチド，BNP：脳性(B型)ナトリウム利尿ペプチド，AT$_1$受容体：アンジオテンシンIIタイプ1受容体．

を増加させることによってNa利尿や血管拡張，降圧，腎保護，心肥大抑制の作用を持ちます[1]．

③ ARNIの適応疾患

慢性心不全，高血圧症．

ACE阻害薬を内服中もしくは内服中止36時間以内，血管浮腫の既往歴のある患者，直接レニン阻害薬内服中，Child-Pugh分類Cの重度肝機能障害のある患者，妊婦には原則禁忌．

ARNIの心不全へのエビデンス

2014年のPARADIGM-HF試験では，LVEF 40%以下でNYHA心機能分類Ⅱ～Ⅳの心不全患者8,442例を対象に，ARNI群とエナラプリル群を比較しました（図2）[2]．平均観察期間は27か月で，心血管死または心不全による入院率は21.8%対26.5%（$p<0.001$）と，ARNI群で有意に低下しました．

2019年のPARAGON-HF試験では，LVEF 45%以上でNYHA心機能分類Ⅱ～Ⅳの心不全患者4,822例を対象に，ARNI群とARB群を比較しました（図3）[3]．平均観察期間は35か月で，心血管死または心不全による入院率は37.1%対42.2%（$p = 0.059$）とARNI群で低下する傾向はみられるものの，わずかに有意差を認めませんでした．

2023年に発表されたPARAGLIDE-HF試験において，LVEF 40%以上の心不全患者466例を対象に，ARNI群とARB群を比較しました[4]．平均観察期間はそれぞれ8か月と6か月で，心血管死や心不全による入院率は有意差を認めなかったものの，LVEF 60%未満（below normal）においてNT-proBNPがARNI群で有意に低下しました（図4）[5]．

これらの研究をもって，ARNIはHFrEFではACE阻害薬やARB

A 主要評価項目
［心血管死または心不全による入院（初回）］

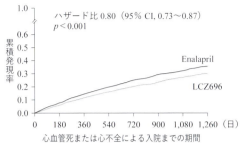

B 心血管死

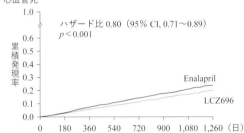

C 全死亡

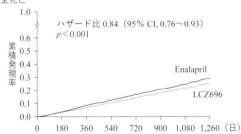

図2 PARADIGM-HF 試験の結果
ARNI：アンジオテンシン受容体/ネプリライシン阻害薬，ACE：アンジオテンシン変換酵素，LCZ696：サクビトリルバルサルタン，Enalapril：エナラプリル．
（McMurray JJ, *et al*: N Engl J Med 2014; **371**: 993-1004）

A 主要評価項目
　［心血管死または心不全による入院（初回および再入院）］

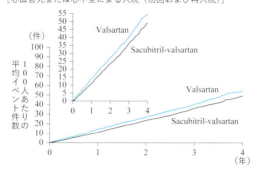

B 心不全による入院（初回および再入院）

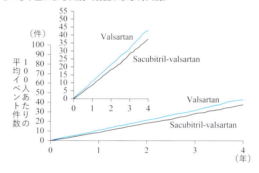

C 心血管死

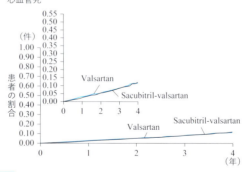

図3 PARAGON-HF 試験の結果
心血管死＋心不全入院，心不全入院，心血管死，いずれもわずかに有意差なし．
Valsartan：バルサルタン，Sacbitril-valsartan：サクビトリルバルサルタン．
（Solomon SD, et al: N Engl J Med 2019; **381**: 1609-1620）

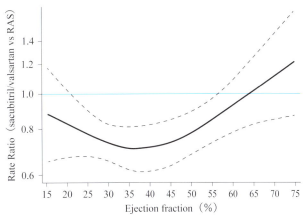

図4 サクビトリルバルサルタンと実薬群の治療効果の比較
LVEFが60％未満であれば，ARNIはACE阻害薬/ARBと比較して，心血管死＋心不全入院を減少させるかもしれない．
RAS：レニン・アンジオテンシン・アルドステロン系阻害薬．
〔Solomon SD, *et al*: *Circulation* 2020; **141**: 352-361〕

に勝る心不全改善効果を有しており，LVEF<60％（below normal）においても効果を有すると考えられています．

『2021年JCS/JHFSガイドライン フォーカスアップデート版 急性・慢性心不全診療』ではACE阻害薬（またはARB），β断薬，MRAがすでに投与されているHFrEFにおいて，症状を有する（または効果が不十分）場合，ACE阻害薬（またはARB）からの切り替えを行うことがClass I，ACE阻害薬（またはARB）未使用の入院中のHFrEFへの投与を考慮することがClass IIaで推奨（ただし保険適用なし）とされており[6]，ACE阻害薬，ARBに取って代わる勢いのある薬剤です．2025年3月発行される『心不全ガイドライン』においても，慎重な記載がされることと考えられますので，しっかり読み込んでいただいたほうがよいと思います．

Fantastic Four？

循環器内科医でなくても「Fantastic Four」なるものが心不全領域で流行しているという話を聞いたことがあるかもしれません．これはアメ

リカンコミックスに登場するヒーローチームになぞらえて命名されたHFrEFに対する治療レジメンを指します(図5)[7]。

具体的にはARNI，MRA，β遮断薬，SGLT2阻害薬の4剤で構成されています。2020年にLancetに発表された研究では，EMPHASIS-HF試験，PARADIGM-HF試験，DAPA-HF試験の3つの主要ランダム化比較試験(RCT)から得られたデータをもとに，間接比較法を用いて，これら4剤併用療法と従来の標準治療(ACE阻害薬/ARB+β遮断薬)の成績が評価されました。

その結果，無イベント生存期間は13年と従来の治療群の6.7年に対して6.3年延長することが示されました(図6)[8]。また，ACE阻害薬/ARBおよびβ遮断薬にMRAを加えた3剤治療との比較では，無イベント生存期間が1.2年から4.1年に延長することが報告されています。

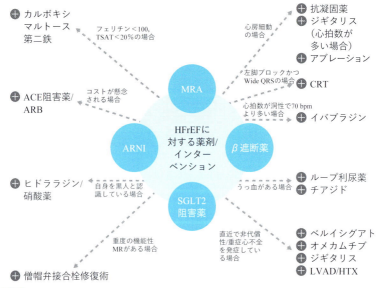

図5 The Fantastic Four(ARNI，MRA，β遮断薬，SGLT2阻害薬)
ARNI：アンジオテンシン受容体/ネプリライシン阻害薬，MRA：ミネラルコルチコイド受容体拮抗薬，SGLT2阻害薬：ナトリウム・グルコース共輸送体2阻害薬，TSAT：トランスフェリン飽和度，LVAD/HTX：左室補助人工心臓/心臓移植，CRT：心臓再同期療法．
(Bauersachs J: *Eur Heart J* 2021; **42**: 681-683)

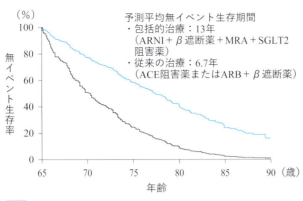

図6 Fantastic Four と，ACE 阻害薬/ARB とβ遮断薬の2剤併用療法の無イベント生存率の比較
(Vaduganathan M, *et al*: *Lancet* 2020; **396**: 121-128)

④ ARNI の有害事象

　ARNI は降圧効果が高いため低血圧に注意します．また，0.2% ですが血管浮腫のリスクもあります．そのほか ARB と同様，腎機能障害，高カリウム血症にも注意します．

⑤ ARNI の投与方法

1．心不全に対して

　1回 50mg 1日2回から開始して2〜4週間ごとに1回量を 100mg，200mg と増量します．日本では1回 200mg 1日2回です（2021 年の ESC ガイドラインでは1回 200mg 1日2回）[9]．入院中であれば，より詳細にモニタリングできるので，適宜，より短期間での増量を検討します．ARB からの切り替えは問題なく行うことができますが，ACE 阻害薬から切り替える場合には少なくとも 36 時間以上最終内服から間隔を空ける必要があることに注意しましょう．

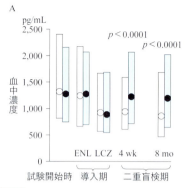
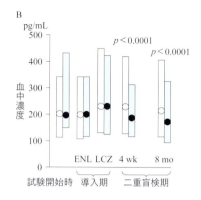

図7 ARNI でも NT-proBNP は参考になる？
A：NT-proBNP，B：BNP．○ ARNI，●：ACE 阻害薬．
血中 BNP 濃度は ARNI 投与直後に上昇するが，心不全の改善に伴って徐々に低下する．NT-proBNP はネプリライシンの影響を受けず，心不全の改善を反映し投与直後から低下する．
ARNI：アンジオテンシン受容体／ネプリライシン阻害薬，ACE 阻害薬：アンジオテンシン変換酵素阻害薬，BNP：脳性（B 型）ナトリウム利尿ペプチド，NT-proBNP：N 末端プロ脳性（B 型）ナトリウム利尿ペプチド，ENL：エナラプリル，LCZ：サクビトリルバルサルタン．
(Packer M, *et al*: *Circulation* 2015; **131**: 54-61)

2．高血圧症に対して

1回200mg 1日1回から開始して1回400mg 1日1回まで増量します．心不全，高血圧症いずれの場合も過降圧に注意します．ACE 阻害薬やARB と比較してコストは高くなるため，施設退院などの場合には検討が必要です．

⑥ NT-proBNP はどうなる？

勘の鋭い人は，「作用機序的にナトリウム利尿ペプチドを増やしちゃうんだったら，心不全治療の効果判定として BNP が使えないんじゃないの？」と疑問を持つかもしれません．実際 BNP は，ARNI 投与直後は上昇するとされていますが，心不全の改善に伴って徐々に低下すると報告されています．一方，NT-proBNP はネプリライシンの影響を受けず心不全の改善を反映して ARNI 投与直後から低下するとされており，信頼に値するとされています(図7)[10]．

> **summary** ARNIのまとめ
>
> ☑ ARNIはHFrEFで必須の薬剤となった
> ☑ LVEFが「below normal」であれば有効かもしれない
> ☑ ARNI導入後は，低血圧，腎機能障害，高カリウム血症の発現に注意が必要

コラム　ARNIの実臨床でのポイント

　ARNIは心機能が低下した心不全においては非常に期待されている薬剤です．実臨床での使用は2つポイントがあります．

　まず1つめは，今のところは日本においては第一選択としてよりもACE阻害薬・ARBからの切り替えということです．

　もう1つはARNI自体で高血圧の適応症を持っています．高血圧の場合は1日1回の内服（心不全では1日2回）で，投与量が異なります．また高血圧でも第一選択ではないという表現が用いられています．いずれ時代はもっと変わるかもしれませんが，現時点ではそのような位置づけです．

　ここまでも説明したように，心不全のステージ分類を考えても，高血圧と心不全は連続する概念です．処方用量・投与方法が異なることは少し臨床現場で混乱する可能性があります．さらには少しエビデンスとして示されていない処方行動が起こる可能性があります．

　例えば，心不全では50mg×2という処方がありますが，高血圧でこの50mgの投与量を1日1回で開始できてしまうということです（添付文書上での使用方法とは異なる）．

　高血圧をARNIで治療していた患者が「心不全になった？」として，「どのタイミングで患者さんの治療薬を変更するのか？」というエビデンスは日本独自の検討課題として残っています．

　処方剤型と，添付文書と医療従事者の行動として面白い事例としてみています．

▶ 文献

1) Hubers SA, Brown NJ: Combined angiotensin receptor antagonism and neprilysin inhibition. *Circulation* 2016; **133**: 1115-1124.
2) McMurray JJ, Packer M, Desai AS, *et al*: Angiotensin-neprilysin inhibition versus enalapril in heart failure. *N Engl J Med* 2014; **371**: 993-1004.
3) Solomon SD, McMurray JJV, Anand IS, *et al*: Angiotensin-neprilysin inhibition in heart failure with preserved ejection fraction. *N Engl J Med* 2019; **381**: 1609-1620.
4) Mentz RJ, Ward JH, Hernandez AF, *et al*: Angiotensin-neprilysin inhibition in patients with mildly reduced or preserved ejection fraction and worsening heart failure. *J Am Coll Cardiol* 2023; **82**: 1-12.
5) Solomon SD, Vaduganathan M, Claggett BL, *et al*: Sacubitril/valsartan across the spectrum of ejection fraction in heart failure. *Circulation* 2020; **141**: 352-361.
6) 日本循環器学会/日本心不全学会：2021年JCS/JHFSガイドラインフォーカスアップデート版 急性・慢性心不全診療．https://www.j-circ.or.jp/cms/wp-content/uploads/2021/03/JCS2021_Tsutsui.pdf（2024年6月26日閲覧）．
https://www.j-circ.or.jp/cms/wp-content/uploads/2021/03/JCS2021_Tsutsui.pdf
7) Bauersachs J: Heart failure drug treatment: the fantastic four. *Eur Heart J* 2021; **42**: 681-683.
8) Vaduganathan M, Claggett BL, Jhund PS, *et al*: Estimating lifetime benefits of comprehensive disease-modifying pharmacological therapies in patients with heart failure with reduced ejection fraction: a comparative analysis of three randomised controlled trials. *Lancet* 2020; **396**: 121-128.
9) McDonagh TA, Metra M, Adamo M, *et al*.: 2021 ESC Guidelines for the diagnosis and treatment of acute and chronic heart failure. *Eur Heart J* 2021; **42**: 3599-3726.
10) Packer M, McMurray JJ, Desai AS, *et al*: Angiotensin receptor neprilysin inhibition compared with enalapril on the risk of clinical progression in surviving patients with heart failure. *Circulation* 2015; **131**: 54-61.

第2章

レベル2 エビデンスが確立している,投与必須の慢性期管理の薬剤

8 β遮断薬

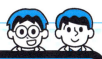

症例

　心筋梗塞に対してPCI施行歴があり,低左心機能(LVEF35%)を背景とした慢性心不全のある85歳男性(Yさん).今回,誤嚥性肺炎を契機とした慢性心不全の増悪で救急搬送された.ARBとMRAとβ遮断薬のビソプロロール(メインテート®)が導入されている.

B先生,お疲れ様です! この患者さんですが,心拍数70拍/分(bpm)と落ち着いているので,ビソプロロールは終了していいかなと思ったのですが,いかがですか?

なるほど.A先生はこのビソプロロールを何のために内服しているんだと思う?

β遮断薬なので…….心拍数を下げるためでしょうか.

β遮断薬も,ACE阻害薬やARBと同じく心保護作用があるから長期的に継続することが推奨されているんだよ.

また心保護ですか!

① β遮断薬の使いドコロ

HFrEFの標準治療薬として使用されます．代償機転を破綻させてしまう可能性があるので，心不全の急性期に投与する場合は少量から投与開始し，増量は慎重に行うことが必要です．

② β遮断薬の作用機序

β遮断薬は，心臓のアドレナリンβ受容体を遮断することによって心拍数の上昇を抑制し，また，交感神経系の過活動を抑制することによって心筋の酸素需要を減少させます．

これにより心臓の仕事量が減り，心筋虚血のリスクを低減します．また，β遮断薬は心筋のリモデリングを抑制し，心不全の進行を遅らせる効果があります[1]．

③ β遮断薬の適応疾患

虚血性心疾患または拡張型心筋症に基づく慢性心不全，高血圧症，狭心症，心室性期外収縮，頻脈性心房細動．

β遮断薬の心不全へのエビデンス

1993年のMDC試験では，拡張型心筋症を背景とした，LVEF 40%以下でNYHA心機能分類II～IIIの心不全患者383例を対象に，メトプロロール群とプラセボ群を比較しました[2]．観察期間は12か月で，心不全による死亡率は2.6%対2.6%で有意差を認めなかったものの，心移植率は1.0%対10.1%（$p = 0.0001$）で，メトプロロール群で有意に低下しました．

1994年に発表されたCIBIS試験ではLVEF 40%以下でNYHA心機能分類III～IVの心不全患者641例を対象に，ビソプロロール群とプラセボ群を比較しました[3]．平均観察期間は1.9年で，全死亡率は16.6%対20.9%（$p = 0.22$）で有意差を認めなかったものの，心不全による入院率は19.0%対28.1%（$p<0.01$）で，心不全による入院率をビソプロロール群で32%低下しました．

そのほか，1996年のUS Carvedilol Heart Failure Study[4]，1997年のAustralia/New Zealand Carvedilol試験[5]，1999年のMERIT-HF試験[6]，2001年のCOPERNICUS試験[7]において，β遮断薬の心不全に対する有効性が示されました．

④ β遮断薬の有害事象

通常，β遮断薬は，低用量から開始し，患者の忍容性を確認しながら徐々に増量します．主な副作用には，徐脈，低血圧，疲労感，めまいなどがあります．また，喘息患者には慎重な投与が必要です．

⑤ β遮断薬の使い分け

主要なβ遮断薬にはメトプロロール，ビソプロロール，カルベジロール（アーチスト®）などがあります．日本で使用されるメトプロロールは作用時間の短いメトプロロール酒石酸塩であり，心不全に対して適応はないため，ビソプロロールとカルベジロールの使い分けについて解説します．アドレナリン受容体について知っておく必要があります．

- $α_1$受容体：血管収縮，瞳孔散大，前立腺収縮などに関与
- $α_2$受容体：神経系作用に関与
- $β_1$受容体：主に心臓に存在し，心収縮力増大に関与
- $β_2$受容体：気管支や血管に存在し，気管支平滑筋の拡張，血管平滑筋の拡張，糖代謝の活性化に関与

・β_3受容体：脂肪細胞や消化管に存在し，基礎代謝に影響を与えている

　ビソプロロールはβ_1受容体選択性の高いβ遮断薬です．そのため，心臓への作用が強力で，気管支や糖代謝への影響が少ないのが特徴です．β_1受容体への作用は，β_2受容体への作用の75倍ともされ[8]，β_2受容体遮断が増悪リスクとなる喘息やCOPDに対しても少ないリスクで使用できるとされています．他方，カルベジロールは添付文書上で気管支喘息は禁忌とされています．徐拍作用はビソプロロールのほうがカルベジロールよりも強いとされており[9]，頻脈性不整脈に対してはビソプロロールのほうが優勢な印象です．

　カルベジロールはα受容体遮断作用も有するβ遮断薬です．β遮断薬を使用していると，相対的にα受容体への刺激が強まり，血管が収縮し，降圧効果が減弱することがあります．しかし，カルベジロールは，α遮断効果も有するので，安定した降圧作用に期待できるとされています．そのほか，心不全患者の突然死リスクを下げること[10]や，腎保護効果が高いこと[11]が報告されていますし，抗酸化作用やアポトーシス抑制など多彩な効果を発揮するともいわれています．

　また，ビソプロロールの錠剤とテープ剤，およびカルベジロールを比較すると，ビソプロロールテープ剤4mgのビソプロロール錠2.5mgに対する非劣性が示されており[12]，ビソプロロール5mgとカルベジロール20mgが同等の成績を示したとする報告もあり[13]，2021年に日本心不全学会が公表した『ビソプロロール0.625mg錠供給不足に伴う対応に関する日本心不全学会からの提言』でも，ビソプロロール錠2.5mg＝ビソプロロールテープ剤4mg＝カルベジロール10mgでの等価換算を推奨していました．カルベジロールは1.25mg錠があり半錠で0.625mgとなるため，ごく少量からβ遮断薬を開始したいときにカルベジロールは使いやすいです．

　頻脈性不整脈の併存や気管支喘息の既往がある場合にはβ_1受容体遮断作用に特化したビソプロロールを，降圧作用や腎保護に期待したい場合やβ遮断薬を少量から投与を開始したいときにはカルベジロールの使用を検討します．

⑥ β遮断薬の投与方法

　カルベジロールの場合1日1.25〜2.5mgから，ビソプロロールの場合1日0.3125〜0.625mgから開始するのが一般的です．心不全患者においては，β遮断薬の初期投与時に心不全症状が一時的に増悪することがあるため，慎重な経過観察が必要です．入院を要するようなNYHA心機能分類III以上の心不全の急性期においては，体液過剰を是正して患者の状態が安定していることを確認の上で数日から2週間ごとに段階的に増量することが推奨されています(日本での最大量：カルベジロール20mg〈2021年のESCガイドラインでは50mg〉，ビソプロロール5mg〈2021年のESCガイドラインでは10mg〉)[13,14]．β遮断薬の効果には用量反応性があるとされていますが，β遮断薬投与中の心拍数と予後との関連を調べた研究では，安静時心拍数75bpm未満が至適なレベルであることが示されています[15]．一般的には60bpm程度を目標にして血圧や腎機能を見ながら増量することが多いです．

　また，β遮断薬内服中に心不全増悪で入院したHFrEF患者に対して，β遮断薬を継続した群と中止した群で比較したRCTでは，入院後の症状およびBNP改善に有意差はみられませんでした[16]．中止群では，3か月後のβ遮断薬再開率が低率だったと報告されており[16]，心不全増悪症例においてもβ遮断薬はなるべく継続することが推奨されます．

---

summary　β遮断薬のまとめ

- ☑ 陰性変力作用と陰性変時作用によって，HFrEFに対して心保護作用を有する
- ☑ 徐脈と血圧低下に注意しながら投与量を調整する
- ☑ 心不全急性期に投与する場合は慎重に

コラム　β遮断薬はHFpEFには投与しないべきなのか，してもよいのだろうか？

　β遮断薬をHFrEFに投与することは基本として理解できると思います．しかし，ではHFpEFではどうでしょうか？

　Cochraneのレビュー[17]でも明らかなエビデンスは認めず，ガイドライン上でも積極的推奨ではないかと思います．

　しかし，日本の心不全治療で降圧を含めてβ遮断薬を処方している実際があるかと思います．これは欧米でも一緒で，SGLT2を評価したDELIVER試験においてもβ遮断薬が83％に使用されていました[18]．

　β遮断薬という交感神経系への効果，降圧作用ともに心不全にある程度効果を示すことが期待されていますが，長期予後を示すエビデンスとして強いものがないどころか，Beta-blockers in Heart Failure Collaborative Groupの報告でもUS.PNNACLE registryのデータ[19]でもβ遮断薬が逆に予後不良因子としてもとらえられています．

　もちろんRCTが待たれるのですが，今はどうするべきか？　ひとまず合併する頻脈やMIなどがあればそれらのガイドラインに応じて適切に使用してよいと考えます．ただし，徐脈や高齢者で注意することは重要ではないかと思います．

▶文献

1) Waagstein F, Hjalmarson A, Varnauskas E, et al: Effect of chronic beta-adrenergic receptor blockade in congestive cardiomyopathy. Br Heart J 1975; **37**: 1022-1036.
2) Waagstein F, Bristow MR, Swedberg K, et al: Beneficial effects of metoprolol in idiopathic dilated cardiomyopathy. Metoprolol in Dilated Cardiomyopathy (MDC) Trial Study Group. Lancet 1993; **342**: 1441-1446.
3) CIBIS Investigators and Committees: A randomized trial of beta-blockade in heart failure. The Cardiac Insufficiency Bisoprolol Study (CIBIS). Circulation 1994; **90**: 1765-1773.
4) Packer M, Bristow MR, Cohn JN, et al: The effect of carvedilol on morbidity and mortality in patients with chronic heart failure. U.S. Carvedilol Heart Failure Study Group. N Engl J Med 1996; **334**: 1349-1355.
5) Australia/New Zealand Heart Failure Research Collaborative Group: Randomised, placebo-controlled trial of carvedilol in patients with congestive heart failure due to ischaemic heart disease. Lancet 1997; **349**: 375-380.
6) MERIT-HF Study Group: Effect of metoprolol CR/XL in chronic heart failure: Metoprolol CR/XL Randomised Intervention Trial in Congestive Heart Failure (MERIT-HF). Lancet 1999; **353**: 2001-2007.

7) Packer M, Coats AJ, Fowler MB, et al: The Carvedilol Prospective Randomized Cumulative Survival study group: Effect of carvedilol on survival in severe chronic heart failure. *N Engl J Med* 2001; **344**: 1651-1658.
8) Wellstein A, Palm D, Belz GG: Affinity and selectivity of beta-adrenoceptor antagonists in vitro. *J Cardiovasc Pharmacol* 1986; **8**: S36-40.
9) Düngen HD, Apostolovic S, Inkrot S, et al: Titration to target dose of bisoprolol vs. carvedilol in elderly patients with heart failure: the CIBIS-ELD trial. *Eur J Heart Fail* 2011; **13**: 670-680.
10) Poole-Wilson PA, Swedberg K, Cleland JG, et al: Comparison of carvedilol and metoprolol on clinical outcomes in patients with chronic heart failure in the Carvedilol Or Metoprolol European Trial (COMET): randomised controlled trial. *Lancet* 2003; **362**: 7-13.
11) Ito H, Nagatomo Y, Kohno T, et al: Differential effects of carvedilol and metoprolol on renal function in patients with heart failure. *Circ J* 2010; **74**: 1578-1583.
12) Yamashita T, Ikeda T, Akita Y: Comparison of heart rate reduction effect and safety between bisoprolol transdermal patch and bisoprolol fumarate oral formulation in Japanese patients with persistent/permanent atrial fibrillation (BISONO-AF study). *J Cardiol* 2019; **73**: 386-393.
13) 日本循環器学会/日本心不全学会：急性・慢性心不全診療ガイドライン（2017年改訂版）. https://www.j-circ.or.jp/cms/wp-content/uploads/2017/06/JCS2017_tsutsui_h.pdf（2024年6月26日閲覧）.
14) McDonagh TA, Metra M, Adamo M, et al.: 2021 ESC Guidelines for the diagnosis and treatment of acute and chronic heart failure. *Eur Heart J* 2021; **42**: 3599-3726.
15) Böhm M, Swedberg K, Komajda M, et al: Heart rate as a risk factor in chronic heart failure (SHIFT): the association between heart rate and outcomes in a randomised placebo-controlled trial. *Lancet* 2010; **376**: 886-894.
16) Jondeau G, Neuder Y, Eicher JC, et al.: B-CONVINCED: Beta-blocker CONtinuation Vs. INterruption in patients with Congestive heart failure hospitalizED for a decompensation episode. *Eur Heart J* 2009; **30**: 2186-2192.
17) Martin N, Manoharan K, Davies C, et al: Beta-blockers and inhibitors of the renin-angiotensin aldosterone system for chronic heart failure with preserved ejection fraction. *Cochrane Database Syst Rev* 2021; **5**: CD012721.
18) Peikert A, Bart BA, Vaduganathan M, et al: Contemporary use and implications of beta-blockers in patients with HFmrEF or HFpEF: The DELIVER trial. *JACC Heart Fail* 2024; **12**: 631-644.
19) Arnold SV, Silverman DN, Gosch K, et al: Beta-blocker use and heart failure outcomes in mildly reduced and preserved ejection fraction. *JACC Heart Fail* 2023; **11**: 893-900.

第2章 レベル2 エビデンスが確立している，投与必須の慢性期管理の薬剤

9 MRA

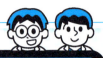

症例

心筋梗塞に対してPCI施行歴があり，低左心機能(LVEF 35%)を背景とした慢性心不全のある85歳男性(Yさん)．今回，誤嚥性肺炎を契機とした慢性心不全の増悪で救急搬送された．ARBとMRAが導入されている．

B先生，Yさんですが，カリウムが3.0mEq/Lから4.3mEq/Lまで緩徐に上がってきたので，入院時に開始されたスピロノラクトン(アルダクトン®A)を中止しようと思うのですがよろしいですか？

おっと，それは慎重に考えよう．スピロノラクトンってどんな薬か知っているかな？

うーん，カリウム保持性利尿薬なので，カリウムを上げるマイルドな利尿薬でしょうか？　そのくらいの認識でいました．

実は，ただの利尿薬ではなく，ACE阻害薬やARBと同じように心不全にとって重要な役割を担っているんだ．一つずつひも解いていこう．

① MRAの使いドコロ

HFrEFの標準治療薬として使用されます．MRAはKの排泄を抑制しますが，Kが高めでも5.5mEq/Lを超えるまでは生命予後を悪化させないために極力継続する努力をしましょう．

② MRA の作用機序

　MRA は単なる利尿薬ではありません．実は ACE 阻害薬や ARB が活躍するレニン・アンジオテンシン・アルドステロン系(RAAS)の中で，少し下流のほうに作用しています．アルドステロン受容体を競合的に遮断することで作用します(図1)．アルドステロンは，Na の再吸収を促進し，K の排泄を高める効果があり，心臓や血管の線維化に関与するとされています．MRA は，これらのプロセスを阻害し，心臓のリモデリングを抑制することで，心不全の進行を遅らせる効果があります[1]．また，もちろん利尿薬として Na と水の排泄を促進することで，体内の過剰な水分を減らし，心臓の負担を軽減させる効果もあります．

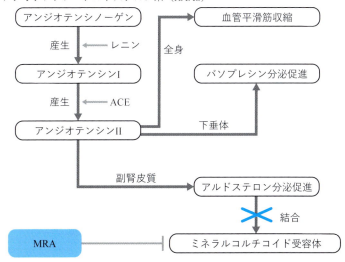

図1 MRA の作用機序
ACE：アンジオテンシン変換酵素，AT_1 受容体：アンジオテンシン II タイプ 1 受容体，MRA：ミネラルコルチコイド受容体拮抗薬．

③ MRAの適応疾患

うっ血性心不全，腎性浮腫，肝性浮腫，特発性浮腫，悪性腫瘍に伴う浮腫および腹水，栄養失調性浮腫，高血圧症，原発性アルドステロン症．

▌MRAの心不全へのエビデンス

1999年のRALES試験は，LVEF 35%以下かつNYHA心機能分類ⅢもしくはⅣの重症心不全患者1,663例を対象に，スピロノラクトン群とプラセボ群を比較しました[2]．平均観察期間は24か月で，心不全による死亡率は15.5%対22.5%（$p<0.001$）と，スピロノラクトン群で心不全による死亡率を36%低下しました．また心不全による入院率は26.2%対35.7%（$p<0.001$）とスピロノラクトン群で心不全による入院率を35%低下しました．

2011年に発表されたEMPHASIS-HF試験では，LVEF 35%以下のNYHA心機能分類Ⅱの軽症心不全患者2,737例を対象に，エプレレノン（セララ®）群とプラセボ群を比較しました[3]．試験開始から21か月時点で有意差が認められたため，試験は早期に終了となりました．心血管死および心不全による入院率は18.3%対25.9%（$p<0.001$）で，エプレレノン群で心血管死または心不全による入院のリスクを37%低下しました．

スピロノラクトンによる恩恵は，血清K値5.5 mEq/Lを超えるまでは維持されるとされており[4]，アメリカ心臓病学会（ACC）も血清K値5.5 mEq/Lまでは現行の投与量のMRAおよびACE/ARB/ARNIを継続することを推奨しています[5]．

以上のように，HFrEFにおいて，軽症例から重症例まで有効性を裏づけるエビデンスが示されてきました．

④ MRAの有害事象

MRA使用時の主な有害事象は，腎機能障害と高カリウム血症です．MRAはKの排泄を抑制するため，特に腎機能障害のある患者では慎重な管理が必要です．

RALES試験が発表されてから，ACE阻害薬内服中の心不全患者へのMRA処方が激増しました．それと同時にMRA使用に伴って高カリウム血症での入院が増加したと報告されました[6]．

しかし，高カリウム血症自体は180日後の死亡率には関連しておらず，むしろ高カリウム血症の有無によらず，入院中のACE阻害薬，ARB，MRAの減量および中止は180日後の死亡に対して独立した危険因子であることが示されました[7]．HFrEFの外来患者において，高カリウム血症のためMRAを中止した群の生命予後が著明に悪化したことも報告されています[8]．

では，どの程度の高カリウム血症まで許容できるでしょうか．スピロノラクトンによるメリットは少なくともKの値が5.5 mEq/Lを超えるまで保たれるとされています[9]．米国心臓協会(AHA)も，Kが5.1〜5.5 mEq/LであってもACE阻害薬，ARB，MRAは同量の投与を継続し，K吸着薬の導入を検討してもよいとしています[10]．また，2024年AHAでのREALIZE-K試験のように選択性の高いK排出剤であるジルコニウムシクロケイ酸ナトリウム水和物(SZC)などもMRA処方率を高く維持できることを示しています．

その他の副作用としては，乳房痛，乳房肥大，月経異常などがあり，これらはMRAの性ホルモンに対する影響によるものです．胃腸障害や頭痛，めまいなども報告されています．ですので，非ステロイド性MRAであるフィネレノンなどに副作用減少の意味も含めて注目が集まっています．

⑤ MRAの使い分け

第1世代のスピロノラクトンはミネラルコルチコイド受容体(MR)阻害作用が強力ですが，女性化乳房などの内分泌的な有害事象を生じやすいです．

第 2 世代のエプレレノンは MR 選択性が高く，内分泌的な有害事象を生じにくいとされていますが，腎機能低下症例では使用が制限されます(心不全の適応で使用する場合，クレアチニンクリアランス 50mL/ 分未満で減量，30mL/ 分未満で禁忌)．

第 3 世代のエサキセレノン(ミネブロ®)とフィネレノン(ケレンディア®)も，MR 選択性が強く，内分泌的な有害事象を生じにくいとされており，中等度腎機能障害があっても投与可能ですが，現時点では心不全に対する適応はありません(表 1)[11]．フィネレノンは現在，日本では糖尿病性腎臓病を適応症として承認されています．

薬価を考慮すると，スピロノラクトンから使用して，有害事象が出現した際にエプレレノンに切り替えるのが妥当な処方と考えられます．FINEARTS 試験が発表され，HFpEF での処方追加や HFrEF において，MRA の処方を糖尿病性腎症(diabetic kidney disease：DKD)においてフィネレノンに切り替えてゆくのか注目されるところです．

⑥ MRA の投与方法

開始用量は患者の状態や腎機能，血清カリウム値に応じて慎重に検討する必要がありますが，通常は低用量から開始されます．スピロノラクトン，エプレレノンともに 1 回 25mg を 1 日 1 回から開始し，忍容性が良好であれば，どちらも 50mg まで増量することが一般的です(日本での最大量：スピロノラクトン 50 mg〈2021 年の ESC ガイドラインでは 50 mg〉，エプレレノン 50 mg〈2021 年の ESC ガイドラインでは 50 mg〉[12])．最近では K 排出薬であるジルコニウムシクロケイ酸ナトリウム水和物(ロケルマ®)の登場により，高カリウム血症のコントロールが容易になったことで，MRA の投与がより安全に行えるようになりました．

表1 日本で承認されているMRA一覧

世代	一般名	商品名	適応症	特徴
第1世代	スピロノラクトン	アルダクトン®A	・高血圧症 ・心性浮腫，腎性浮腫，肝性浮腫，特発性浮腫，悪性腫瘍に伴う浮腫および腹水，栄養失調性浮腫 ・原発性アルドステロン症	・MR選択性が低く，用量依存的に女性化乳房などの内分泌的な有害事象をきたす ・腎機能低下症例にも使用しやすい
第2世代	エプレレノン	セララ®	・高血圧症 ・慢性心不全	・MR選択性が高く，内分泌的な有害事象をきたしにくい ・中等度以上の腎機能障害（Ccr50mL/分未満）や，微量アルブミン尿または蛋白尿を伴う糖尿病患者には禁忌
第3世代	エサキセレノン	ミネブロ®	・高血圧症	・MRにのみ結合し，内分泌的な有害事象をきたさない ・重度の腎機能障害（eGFR30mL/min/1.73m² 未満）のある患者には禁忌 ・心不全には適応が通っていない
第3世代	フィネレノン	ケレンディア®	・2型糖尿病を合併する慢性腎臓病 ただし末期腎不全または透析施行中の患者を除く	・MRにのみ結合し，内分泌的な有害事象をきたさない ・末期腎不全（eGFR15mL/min/1.73m² 未満）または透析施行中の患者には非適応 ・高血圧，心不全に適応が通っていない

(各薬剤添付文書，Batterink J, *et al*: *Cochrane Database Syst Rev* 2010: **8**: CD008169)

summary　MRAのまとめ

- ☑ MRAは単なる利尿薬ではなく，アルドステロンが心血管系に及ぼす悪影響を抑制する
- ☑ HFrEF患者の死亡リスクと入院リスクを減らすことが明らかになっている
- ☑ 腎機能障害と高カリウム血症に注意が必要だが，極力継続する努力をする

コラム　これからのMRA

　HFrEFにおけるMRAの有効性は示されていますが，HFpEFはどうなのでしょうか？　これはTOPCAT試験をなくして語れないでしょう[13]．

　HFpEFの治療薬が難しいということを表した一つの大規模研究です．残念ながらスピロノラクトンでは予後改善に至らなかったことは記憶に新しいのではないでしょうか．

　また，腎機能障害や血清Kの上昇などを含めてMRAがなかなか処方できないという印象を持たれたのも事実かと思います．

　しかし，高カリウム血症に対する新しいジルコニウムシクロケイ酸ナトリウム水和物の出現や，非ステロイド骨格を持つフェネレノンの出現で心不全領域での新しいデータが期待されています．特にフェネレノンはFIDELIO-DKD[14]およびFIGALO-DKD[15]の結果や，スピロノラクトンより腎機能障害や高カリウム血症になりにくいという結果を含めて心不全にも期待されています．

　FINEARTS-HF試験が2024年ESCで発表され，HFpEF患者におけるMRAの効果を示しました[16]．SGLT2と合わせて，DKD患者を中心に今後フィネレノンは中心の位置づけとなるでしょう．ただ，2025年3月の時点ではフィネレノンのみなので（SGLT2の場合はEMPEROR-preserved，DELIVER試験の2つで示されている），Class Iとはまだなりにくい状況だと思っておいてもらってよいでしょう．

　今後のHFrEFへの影響も含めて，心不全におけるMRAにも目が離せません．

▶ 文献

1) Dzau VJ, Colucci WS, Hollenberg NK, et al: Relation of the renin-angiotensin-aldosterone system to clinical state in congestive heart failure. *Circulation* 1981; **63**: 645-651.
2) Pitt B, Zannad F, Remme WJ, et al: The effect of spironolactone on morbidity and mortality in patients with severe heart failure. Randomized Aldactone Evaluation Study Investigators. *N Engl J Med* 1999; **341**: 709-717.
3) Zannad F, McMurray JJ, Krum H, et al: Eplerenone in patients with systolic heart failure and mild symptoms. *N Engl J Med* 2011; **364**: 11-21.
4) Vardeny O, Claggett B, Anand I, et al.: Incidence, predictors, and outcomes related to hypo- and hyperkalemia in patients with severe heart failure treated with a mineralocorticoid receptor antagonist. *Circ Heart Fail* 2014; **7**: 573-579.
5) Ferreira JP, Butler J, Rossignol P, et al.: Abnormalities of potassium in heart failure: JACC State-of-the-Art Review. *J Am Coll Cardiol* 2020; **75**: 2836-2850.
6) Juurlink DN, Mamdani MM, Lee DS, et al: Rates of hyperkalemia after publication of the Randomized Aldactone Evaluation Study. *N Engl J Med* 2004; **351**: 543-551.
7) Beusekamp JC, Tromp J, Cleland JGF, et al: Hyperkalemia and treatment with RAAS inhibitors during acute heart failure hospitalizations and their association with mortality. *JACC Heart Fail* 2019; **7**: 970-979.
8) Lisi F, Parisi G, Gioia MI, et al: Mineralcorticoid receptor antagonist withdrawal for hyperkalemia and mortality in patients with heart failure. *Cardiorenal Med* 2020; **10**: 145-153.
9) Vardeny O, Claggett B, Anand I, et al: Incidence, predictors, and outcomes related to hypo- and hyperkalemia in patients with severe heart failure treated with a mineralocorticoid receptor antagonist. *Circ Heart Fail* 2014; **7**: 573-579.
10) Ferreira JP, Butler J, Rossignol P, et al: Abnormalities of potassium in heart failure: JACC State-of-The-Art Review. *J Am Coll Cardiol* 2020; **75**: 2836-2850.
11) Batterink J, Stabler SN, Tejani AM, et al: Spironolactone for hypertension. *Cochrane Database Syst Rev* 2010; **8**: CD008169.
12) McDonagh TA, Metra M, Adamo M, et al.: 2021 ESC Guidelines for the diagnosis and treatment of acute and chronic heart failure. *Eur Heart J* 2021; **42**: 3599-3726.
13) Pitt B, Pfeffer MA, Assmann SF, et al: Spironolactone for heart failure with preserved ejection fraction. *N Engl J Med* 2014; **370**: 1383-1392.
14) Bakris GL, Agarwal R, Anker SD, et al: Effect of finerenone on chronic kidney disease outcomes in type 2 diabetes. *N Engl J Med* 2020; **383**: 2219-2229.
15) Pitt B, Filippatos G, Agarwal R, et al: Cardiovascular events with finerenone in kidney disease and type 2 diabetes. *N Engl J Med* 2021; **385**: 2252-2263.
16) Vaduganathan M, Claggett BL, Lam CSP, et al: Finerenone in patients with heart failure with mildly reduced or preserved ejection fraction: Rationale and design of the FINEARTS-HF trial. *Eur J Heart Fail* 2024; **26**: 1324-1333.

第2章 レベル2 エビデンスが確立している，投与必須の慢性期管理の薬剤

10 SGLT2 阻害薬

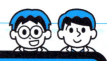

症例

心筋梗塞に対して PCI 施行歴があり，低左心機能(LVEF 35%)を背景とした慢性心不全のある 85 歳男性(Y さん)．今回，尿路感染症を契機とした慢性心不全の増悪で救急搬送された．すでに ARNI，β遮断薬，MRA を導入されている．

心不全の予後改善薬を考えて……，あっ！ こちらの症例では，SGLT2 阻害薬がまだ導入されていませんね！ 導入しておいていいでしょうか？

SGLT2 阻害薬がこれからの HErEF 診療の標準となってきたことは確かなんだけど，Y さんにはあえて導入していないんだ．SGLT2 阻害薬のリスクって何か知っているかな？

うーん，低血糖リスクも低い経口血糖降下薬っていうイメージしかないです……．

それでは SGLT2 阻害薬の作用機序に注目してみよう．どの薬剤もそうだけど，薬剤を導入するときには起こりうる有害事象に思いをはせることが大事だね！

 SGLT2 阻害薬の使いドコロ

従来は経口血糖降下薬として糖尿病患者にのみ使用されていましたが，糖尿病の有無，左室収縮能によらず予後改善を期待できる心不全治療薬として

使用されるようになりました．尿路感染症やフレイルの患者には導入するか慎重に検討します．

② SGLT2 阻害薬の作用機序

SGLT2 阻害薬は，近位尿細管においてグルコースの再吸収を阻害して，尿糖排泄量を増加させることにより，インスリンに依存せずに血糖値を低下させる経口糖尿病治療薬です(図1)．心不全治療における作用機序は，明らかになっていませんが，①糖の排泄に伴う浸透圧利尿と Na 利尿による心負荷軽減，②心筋に直接作用して心筋収縮力改善，③心筋エネルギー代謝効率の改善，④腎保護作用，⑤交感神経系活性の抑制，⑥酸化ストレスの軽

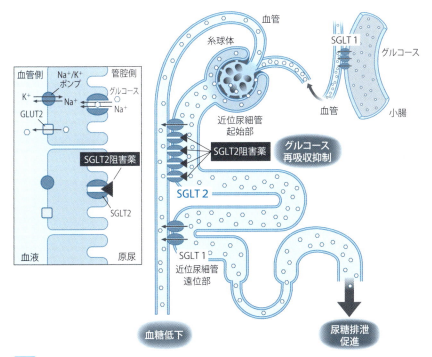

図1 SGLT2 阻害薬の作用機序
SGLT：ナトリウム・グルコース共輸送体，GLUT：グルコース輸送体．

減，⑦代謝改善作用（HbA1c低下，血圧低下，体重減少）など，様々な作用機序が示唆されています[1]．

③ SGLT2阻害薬の適応疾患

糖尿病，慢性心不全，慢性腎臓病．

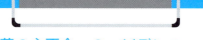

SGLT2阻害薬の心不全へのエビデンス

2015年のEMPA-REG OUTCOME試験では，心血管疾患の既往のある2型糖尿病患者7,020例を対象にエンパグリフロジン（ジャディアンス®）群とプラセボ群を比較しました[2]．平均観察期間は3.1年で，心血管死および心不全による入院率は5.7%対8.5%（$p < 0.001$）と，エンパグリフロジン群で有意に低下しました．

2017年のCANVASプログラム[3]，2019年のDECLARE-TIMI58試験[4]，同年のCREDENCE試験[5]では，2型糖尿病患者に対してSGLT2阻害薬が心血管死および心不全による入院率を有意に低下させる一次予防効果も有することを報告しました．

2019年のDAPA-HF試験では，糖尿病の有無にかかわらず，LVEF 40%以下でNYHA心機能分類Ⅱ～Ⅳの心不全患者4,744例を対象にダパグリフロジン（フォシーガ®）群とプラセボ群を比較しました[6]．平均観察期間は18.2か月で，心血管死および心不全による入院率は16.1%対20.9%（$p < 0.001$）と，ダパグリフロジン群で有意に低下しました．

2020年にEMPEROR-Reduced試験が発表され，糖尿病の有無にかかわらず，LVEF 40%以下でNYHA心機能分類Ⅱ～Ⅳの心不全患者3,730例を対象にエンパグリフロジン群とプラセボ群を比較しました[7]．平均観察期間は16か月で，心血管死および心不全による入院率

は 19.4% 対 24.7%（$p < 0.001$）とエンパグリフロジン群で有意に低下しました．

2021 年の EMPEROR-Preserved 試験では，LVEF 40% 以上で NYHA 心機能分類 II ～ IV の心不全患者 5,988 例を対象にエンパグリフロジン群とプラセボ群を比較しました[8]．平均観察期間は 26 か月で，心血管死および心不全による入院率は 13.8% 対 17.1%（$p < 0.001$）とエンパグリフロジン群で有意に低下しました．

最後に，2022 年に発表された DELIVER 試験では，LVEF 40% 以上の心不全患者 6,263 例を対象にダパグリフロジン群とプラセボ群で比較しました[9]．平均観察期間は 2.3 年で，心血管死および心不全による入院，心不全での緊急受診率は 16.4% 対 19.5%（$p < 0.001$）とダパグリフロジン群で有意に低下しました．

これらの研究結果を踏まえて，『2023 ESC 急性・慢性心不全診療ガイドライン』では HFrEF，HFpEF，HFmrEF いずれにおいても推奨 Class IA になりました[10]．日本でも LVEF 問わず保険適用となっています．

また，治療開始のタイミングについては，2022 年の EMPULSE 試験が発表され，心不全急性期において循環動態が安定してから（平均約 3 日）エンパグリフロジンを導入した群では治療開始 90 日後の生存率，心不全イベント，症状が改善したと報告されました[11]．

2024 年 4 月に DICTATE-AHF 試験が発表されました[12]．急性非代償性心不全患者 240 例を対象として，来院 24 時間以内にダパグリフロジンを投与した群とプラセボ群を比較しました．第 5 病日もしくは退院時における体重減少率についてわずかに有意差を認めませんでしたが，減少量が増加する傾向にありました．そのほか，24 時間尿量は有意に増加し，退院までの時間および利尿薬の総投与量は有意に減少しました．

④ SGLT2 阻害薬の有害事象

　SGLT2 阻害薬は尿中に糖を排泄することから，尿路・性器感染症のリスクが高まります．特に 1 型糖尿病患者において，SGLT2 阻害薬による血糖降下作用，利尿作用，尿中グルコース排泄に伴う脂肪分解亢進によるケトン体増加によって，正常血糖ケトアシドーシスを発症するリスクがあります．また，ケトアシドーシスのリスクとなるため，発熱・下痢・嘔吐などがあるとき，もしくは食思不振で食事が十分に摂れないような場合（シックデイ）には休薬することが推奨されています．筋肉量の低下をきたすリスクもあり，75 歳以上の高齢者あるいは 65 ～ 74 歳で老年症候群（サルコペニア，認知機能低下，ADL 低下など）のある場合には慎重に投与します．そのほか，脱水，低血糖などにも注意が必要です[13]．

⑤ SGLT2 阻害薬の使い分け

　心不全に対して使用できる SGLT2 阻害薬は，現在のところ，ダパグリフロジンとエンパグリフロジンの 2 剤です．両薬剤はともに心不全の予後改善効果が証明されていますが，現時点ではいずれかの優位性を示唆する報告はありません．

　本項のエビデンスで記載した通り，ダパグリフロジンとエンパグリフロジンはともに LVEF の低下の有無にかかわらず，心不全患者の予後を改善する効果が示されています．両薬剤の心不全に対する適応は，国内外のガイドラインでも同等に推奨されており[14, 15]，現時点では明確な使い分けの基準はありません．SGLT2 阻害薬間の直接比較試験でも有意差は認められず，個別の薬剤で薬効が異なることなく薬剤全般に共通する効果，つまり，クラスエフェクトであることが示唆されています[16]．

　ただし，DPP-4 阻害薬リナグリプチン（トラゼンタ®）を常用している場合は，エンパグリフロジンとの配合錠を使用することで，服薬錠数を減らすことができます．

6 SGLT2 阻害薬の投与方法

ダパグリフロジン

糖尿病に対して使用する場合には 5 mg から投与を開始しますが，心不全に対しては 10mg から開始します．

エンパグリフロジン

糖尿病に対して使用する場合は 10mg から投与を開始して最大 25mg まで増量可能です．心不全に対しては 10mg 投与します．

---

summary　SGLT2 阻害薬のまとめ

- ☑ 糖排泄だけでなく心臓にも直接作用すると考えられている心不全治療薬
- ☑ LVEF にかかわらず心不全の長期予後を改善するエビデンスのある唯一の心不全治療薬
- ☑ 尿路感染症の既往やフレイルのある高齢者にはメリット・デメリットを勘案して導入を検討する

コラム　SGLT2は革命的な変化をもたらした

　すでに多くのニュースや書籍でも掲載されている通り，2020年頃までHFpEFの治療薬に関しての大規模臨床試験は失敗続きでした．SGLT2という全く新しい方向性からの治療薬がHFpEFの予後改善をもたらし，またこれは薬剤間の多少の違いはあれど，大枠SGLT2という薬剤の系統としては効果があること（クラスエフェクト）は強健な事実ではないかと思います．今後のHFpEFの治療はSGLT2阻害薬を中心に組み立てられることになると思いますし，MRAを含めた他の薬剤の追加効果もさらに検証されていくことと考えられます．

　もう一つ重要なこととして，以前はある程度のメカニズムがあってからの結果が期待されていましたが，今は長期予後がよくなればまずそこが重要という流れがあります．SGLT2もまだその主たるメカニズムは明らかではないところも多いと思います．これは我々の意思決定や日常生活におけるAI（人工知能）との付き合い方にも似ているように思います．ある程度の方向性や大きな枠組みが重要でその上で文脈的な要素が追加される，思考回路も柔軟にしておく必要性を感じる毎日です．

▶ 文献

1) Zelniker TA, Braunwald E: Mechanisms of cardiorenal effects of sodium-glucose cotransporter 2 inhibitors: JACC State-of-the-Art Review. *J Am Coll Cardiol* 2020; **75**: 422-434.
2) Zinman B, Wanner C, Lachin JM, et al: Empagliflozin, cardiovascular outcomes, and mortality in type 2 diabetes. *N Engl J Med* 2015; **373**: 2117-2128.
3) Neal B, Perkovic V, Mahaffey KW, et al: Canagliflozin and cardiovascular and renal events in type 2 diabetes. *N Engl J Med* 2017; **377**: 644-657.
4) Wiviott SD, Raz I, Bonaca MP, et al: Dapagliflozin and cardiovascular outcomes in type 2 diabetes. *N Engl J Med* 2019; **380**: 347-357.
5) Perkovic V, Jardine MJ, Neal B, et al: Canagliflozin and renal outcomes in type 2 diabetes and nephropathy. *N Engl J Med* 2019; **380**: 2295-2306.
6) McMurray JJV, Solomon SD, Inzucchi SE, et al: Dapagliflozin in patients with heart failure and reduced ejection fraction. *N Engl J Med* 2019; **381**: 1995-2008.
7) Packer M, Anker SD, Butler J, et al: Cardiovascular and renal outcomes with empagliflozin in heart failure. *N Engl J Med* 2020; **383**: 1413-1424.
8) Anker SD, Butler J, Filippatos G, et al: Empagliflozin in heart failure with a preserved ejection fraction. *N Engl J Med* 2021; **385**: 1451-1461.
9) Solomon SD, McMurray JJV, Claggett B, et al: Dapagliflozin in heart failure with mildly reduced or preserved ejection fraction. *N Engl J Med* 2022; **387**: 1089-1098.

10) McDonagh TA, Metra M, Adamo M, *et al*: 2023 Focused Update of the 2021 ESC Guidelines for the diagnosis and treatment of acute and chronic heart failure: Developed by the task force for the diagnosis and treatment of acute and chronic heart failure of the European Society of Cardiology（ESC）With the special contribution of the Heart Failure Association （HFA）of the ESC. *Eur J Heart Fail* 2024; **26**: 5-17.
11) Voors AA, Angermann CE, Teerlink JR, *et al*: The SGLT2 inhibitor empagliflozin in patients hospitalized for acute heart failure: a multinational randomized trial. *Nat Med* 2022; **28**: 568-574.
12) European Society of Cardiology: DICTATE-AHF trial fails to meet primary endpoint with dapagliflozin in acute heart failure DICTATE-AHF trial presented in a Hot Line Session today at ESC Congress 2023. https://www.escardio.org/The-ESC/Press-Office/Press-releases/DICTATE-AHF-trial-fails-to-meet-primary-endpoint-with-dapagliflozin-in-acute-heart-failure（2024年6月20日閲覧）.
13) 日本糖尿病学会：糖尿病治療におけるSGLT2阻害薬の適正使用に関するRecommendation. http://www.jds.or.jp/uploads/files/recommendation/SGLT2.pdf（2024年6月20日閲覧）.
14) 日本循環器学会/日本心不全学会：2021年JCS/JHFSガイドラインフォーカスアップデート版 急性・慢性心不全診療. https://www.j-circ.or.jp/cms/wp-content/uploads/2021/03/JCS2021_Tsutsui.pdf（2024年6月26日閲覧）.
15) McDonagh TA, Metra M, Adamo M, *et al*: 2021 ESC Guidelines for the diagnosis and treatment of acute and chronic heart failure. *Eur Heart J* 2021; **42**: 3599-3726.
16) Suzuki Y, Kaneko H, Okada A, *et al*: Comparison of cardiovascular outcomes between SGLT2 inhibitors in diabetes mellitus. *Cardiovasc Diabetol* 2022; **21**: 67.

レベル1〜2に追加して使う薬剤

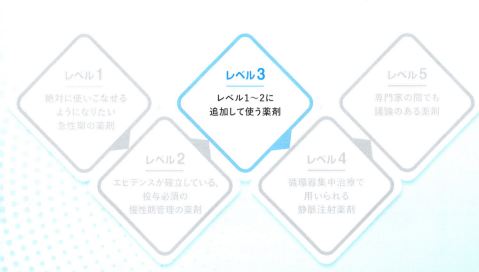

第2章 11

レベル3 　レベル1-2に追加して使う薬剤

ジゴキシン

症例

心筋梗塞に対してPCI施行歴があり，低左心機能(LVEF 35%)を背景とした慢性心不全のある85歳男性(Yさん)．今回，誤嚥性肺炎を契機とした慢性心不全の増悪で救急搬送された．ARNIとMRA，SGLT2阻害薬，β遮断薬が導入されている．頻脈性心房細動もありβ遮断薬のみではレートコントロールに難渋している．

ジギタリスの投与を検討しようか．

ジギタリスって陽性変力作用と陰性変時作用があるっていうのは学生のときに習ったんですけど，いまいち実臨床の使いドコロがわからないんですよね……．

実際，こういうときに絶対使う！　っていうのは定まっていないんだ．古くから使用されてきた心不全治療薬だけど，最新のガイドラインでは適応が限定的になってきている．ただ，心房細動の心拍数管理や利尿薬抵抗性の急性心不全には有用な場面もあるんだよ．A先生は，一時的に点滴静注薬として使用する場面か，導入されて内服薬で長く使っている患者さんに有害事象を起こさないようにマネジメントができることを目標にしよう．

はい！　わかりました！

① ジゴキシンの使いドコロ

HFrEF症例の頻脈性心房細動のレートコントロールとして急性期に使用します．長期投与は避けるべきとされています．

② ジゴキシンの作用機序

ジゴキシンは強心薬と抗不整脈薬の側面を持つ薬剤です．Na^+/K^+-ATPaseを阻害することで細胞内のNa^+を増加させ，Na^+/Ca^{2+}交換系の作用が減弱し，細胞内のCa^{2+}濃度が上昇することで心筋収縮能を増加させます（陽性変力作用）（図1）．その一方で房室伝導の抑制，副交感神経活性の亢進によって，徐拍化させます（陰性変時作用）．

③ ジゴキシンの適応疾患

うっ血性心不全，心房細動・粗動による頻脈，発作性上室性頻拍．

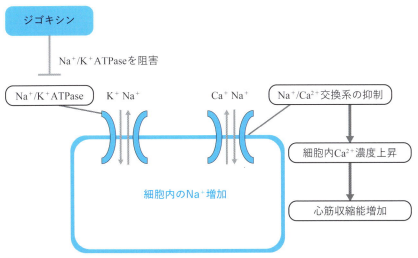

図1　ジゴキシンの作用機序

ジゴキシンの心不全へのエビデンス

　1993年のPROVED試験では，LVEF 35%以下でNYHA心機能分類ⅡもしくはⅢの心不全症例88例を対象として，ジゴキシン群とプラセボ群を比較しました[1]．この臨床試験は，同時期にACE阻害薬が普及するようになっていたため早期に終了しました．死亡率は2%対2%で有意差を認めませんでしたが，心不全治療失敗率は19%対39%（$p=0.039$）とジゴキシン群で有意に低下しました．

　同年のRADIANCE試験では，LVEF 35%以下でNYHA心機能分類ⅡもしくはⅢの心不全症例178例を対象として，ジゴキシン群とプラセボ群を比較しました．死亡率は2%対0%で有意差を認めませんでしたが，心不全増悪率は4.7%対24.7%（$p<0.001$）とジゴキシン群で有意に低下しました[2]．

　1997年のDIG試験では，LVEF 45%以下でNYHA心機能分類Ⅰ～Ⅲの心不全患者6,800例を対象として，ジゴキシン群とプラセボ群を比較しました．心不全による死亡率は11.6%対13.2%（$p=0.06$）と有意差を認めませんでしたが，心不全による入院率は26.8%対34.7%（$p<0.001$）とジゴキシン群で有意に低下しました[3]．

　2014年に発表されたTREAT-AF試験では，心房細動患者39,512例を対象として後ろ向き研究を行ったところ，ジゴキシンが投与された群では投与されてない群と比較して，心不全の有無にかかわらず，全死亡率が14%有意に増加することが報告されました[4]．

　2015年に発表されたRCTのメタアナリシスでは，ジゴキシンの使用は心不全患者の全死亡率を有意に増加することが報告されました[5]．

　2018年のRCTのメタアナリシスでは，長期フォローアップを行っている文献が乏しくジゴキシンの使用の長期予後は不明であると報告されています[6]．

2023年に発表された12のメタアナリシスを統合して解析したアンブレラレビューでは，ジゴキシンの使用が，心不全の有無にかかわらず心房細動患者においては全死亡および心血管死の中等度リスクであることが示されました[7]．

　ジゴキシンの使い方はまだ全世界で共通の見解は得られていません．例えば，日本ではHFrEFにおける頻脈性心房細動に対して，急性期のレートコントロール目的にβ遮断薬に追加しての投与がClass IIaで推奨されていますが，長期にわたる投与を継続すべきでない（Class III）としている[8]のに対して，欧州心臓病学会（ESC）の『2020 ESC心房細動ガイドライン』ではLVEF 40%以下の心房細動患者に対するレートコントロールとしてClass Iの推奨となっています[9]．

④ ジギタリスの有害事象

　ジギタリスを投与する上では，薬物血中濃度モニタリングが必要です．血中濃度0.5〜0.8ng/mLの低用量群が予後良好で，1.2ng/mL以上の高用量群で死亡率が上昇します（図2）[10]．2.0ng/mLを超えると中毒症状が急激に増加するとされています[11]．低カリウム血症，低マグネシウム血症，甲状腺機能低下症，高齢者，腎機能障害，低体重患者，アミオダロン併用で中毒症状の頻度が上がるので注意が必要です[12]．

　症状は非特異的なので，疑わないと発見が遅れるケースも散見されます．怪しいと思ったら積極的にトラフ値を測定することが必要です[13]．

　心電図上は，T波の平坦化や陰転化，QT間隔短縮，盆状ST低下，U波出現といった所見が見られることがあります．

　ジギタリス中毒を発症したら原則対症療法です（図3）[14]．ジゴキシンの投与量調整，電解質補正，不整脈対策を取るしかなく，予防が大切です．

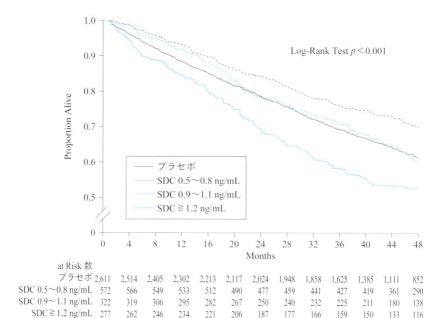

図2 死亡(全死因)に対するカプランマイヤー生存分析
SDC：血中ジゴキシン濃度．
(Rathore SS, et al: JAMA 2003; **289**: 871-878)

⑤ ジゴキシンの投与方法

　内服はジゴキシンもしくはメチル化して吸収率を高めたメチルジゴキシンを使用します．
ジゴキシン(ジゴシン®，ハーフジゴキシン®)0.125mg 1回1錠1日1回
メチルジゴキシン(ラニラピッド®)0.05mg 1回1錠1日1回
から開始して，1週間後にトラフ値を測定します．

　静注薬を使用する場合は，当院ではジゴキシン(ジゴシン®注)0.25mg 1アンプル＋生食50mLを点滴静注しています．腎不全患者であっても，単回投与のみであれば中毒症状は起こさないとされています．ちなみに，インタビューフォームによると，ハーフジゴキシン®KY錠0.125の名称の由来は，従来の日本薬局方ジゴキシン錠0.25 mgの1/2量のジゴキシンを含むた

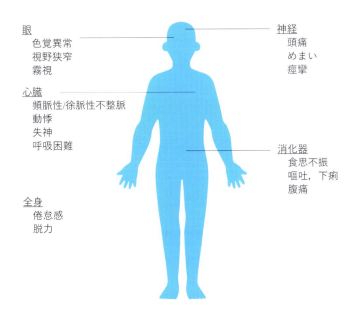

図3 ジギタリス中毒の症状
(Kastor JA, et al: *Ann Intern Med* 1967; **67**: 1045-1054)

め，ハーフから始まる製品名としたとされています[15]．

> **summary** ジゴキシンのまとめ
> - ☑ HFrEFの頻脈性心房細動に対するレートコントロールとして主に使用する
> - ☑ 共通のコンセンサスは得られていないが，長期間の使用は予後を悪化させるかもしれず，長期間投与は避けるべき
> - ☑ 常用している患者を受け持った場合には，ジゴキシン中毒を起こさないように非特異的な諸症状・トラフ値に注意する

コラム　ジギタリスとこれから

　私が研修医の時代にはジギタリスは，ゴッホはジギタリス中毒だったので黄色い絵ばかり描いていたとか，PAT with block（Wenckebach周期の房室ブロックを示す異所性心房頻拍）など，臨床医の興味をくすぐる薬剤でした．今では「少しエビデンスがない？」と考えられやすいジギタリスですが，実臨床では意外に出番があるように思っております．心機能が低い心房細動のRate controlでやはりβを増量しにくいな……ということは多々あります．そのようなときにジギタリスは非常に使いやすいので，本文にある通りで推奨度の高いガイドラインもあります．

　また，ジギタリスへの最近の注目が集まってることも忘れてはなりません．本文で紹介していないRATE-AF試験[16]では，低用量ジゴキシンとビソプロロールで比較を行い，6か月後のQOLに差はなく，心拍数の低下も同程度でした．しかし，12か月後には，ナトリウム利尿ペプチド，症状，副作用など多くの副次評価項目が低用量ジゴキシンのほうで有意であり，低用量ジゴキシンがこれらの患者においてβ遮断薬の代替として考慮される可能性があります．また，低用量ジゴキシンではペースメーカー治療の必要性がなく，一時停止（心拍間隔の延長）の増加もみられなかったことは注目に値します．

　心血管死や心不全再入院を目的とした大規模臨床試験が求められており，今目下行われているDIGIT-HF試験[17]やDECISION試験[18]がでるころには，われわれのジギタリスについてのモヤモヤした感情は少し落ち着いてくるのではないでしょうか？　この2つの試験はおそらくAHAやESCなどの循環器の学会でLate breaking clinical trialsで報告されると思いますので楽しみですね．

▶ 文献

1) Uretsky BF, Young JB, Shahidi FE, *et al*: Randomized study assessing the effect of digoxin withdrawal in patients with mild to moderate chronic congestive heart failure: results of the PROVED trial. PROVED Investigative Group. *J Am Coll Cardiol* 1993; **22**: 955-962.
2) Devereux RB: Withdrawal of digoxin from patients with chronic heart failure treated with angiotensin-converting-enzyme inhibitors. *N Engl J Med* 1993; **329**: 1820.

3）Digitalis Investigation Group: The effect of digoxin on mortality and morbidity in patients with heart failure. *N Engl J Med* 1997; **336**: 525-533.
4）Shah M, Avgil Tsadok M, Jackevicius CA, *et al*: Relation of digoxin use in atrial fibrillation and the risk of all-cause mortality in patients ≥65 years of age with versus without heart failure. *Am J Cardiol* 2014; **114**: 401-406.
5）Vamos M, Erath JW, Hohnloser SH: Digoxin-associated mortality: a systematic review and meta-analysis of the literature. *Eur Heart J* 2015; **36**: 1831-1838.
6）Sethi NJ, Nielsen EE, Safi S, *et al*: Digoxin for atrial fibrillation and atrial flutter: a systematic review with meta-analysis and trial sequential analysis of randomised clinical trials. *PLoS One* 2018; **13**: e0193924.
7）Gazzaniga G, Menichelli D, Scaglione F, *et al*: Effect of digoxin on all-cause and cardiovascular mortality in patients with atrial fibrillation with and without heart failure: an umbrella review of systematic reviews and 12 meta-analyses. *Eur J Clin Pharmacol* 2023; **79**: 473-483.
8）日本循環器学会/日本心不全学会：急性・慢性心不全診療ガイドライン（2017年改訂版）．https://www.j-circ.or.jp/cms/wp-content/uploads/2017/06/JCS2017_tsutsui_h.pdf（2024年6月26日閲覧）．
9）Hindricks G, Potpara T, Dagres N, *et al*: 2020 ESC Guidelines for the diagnosis and management of atrial fibrillation developed in collaboration with the European Association for Cardio-Thoracic Surgery (EACTS): The Task Force for the diagnosis and management of atrial fibrillation of the European Society of Cardiology (ESC) Developed with the special contribution of the European Heart Rhythm Association (EHRA) of the ESC. *Eur Heart J* 2021; **42**: 373-498.
10）Rathore SS, Curtis JP, Wang Y, *et al*: Association of serum digoxin concentration and outcomes in patients with heart failure. *JAMA* 2003; **289**: 871-878.
11）Rahimtoola SH: Digitalis therapy for patients in clinical heart failure. *Circulation* 2004; **109**: 2942-2946.
12）日本循環器学会/日本TDM学会：2015年版循環器薬の薬物血中濃度モニタリングに関するガイドライン．https://www.j-circ.or.jp/cms/wp-content/uploads/2020/02/JCS2015_aonuma_h.pdf（2024年6月26日閲覧）．
13）Ma G, Brady WJ, Pollack M, *et al*: Electrocardiographic manifestations: digitalis toxicity. *J Emerg Med* 2001; **20**: 145-152.
14）Kastor JA, Yurchak PM: Recognition of digitalis intoxication in the presence of atrial fibrillation. *Ann Intern Med* 1967; **67**: 1045-1054.
15）医薬品インタビューフォーム：ジギタリス配糖体製剤 日本薬局方 ジゴキシン錠 ジゴキシン錠0.0625「KYO」 ハーフジゴキシン®KY錠0.125 ジゴキシンKY錠0.25. https://www.info.pmda.go.jp/go/interview/1/230099_2113003F1065_1_016_1F.pdf（2024年6月26日閲覧）．
16）Kotecha D, Bunting KV, Gill SK, Mehta S, et al.: Effect of digoxin vs bisoprolol for heart rate control in atrial fibrillation on patient-reported quality of life: the RATE-AF randomized clinical trial. *JAMA* 2020; **324**: 2497-2508.
17）Bavendiek U, Berliner D, Dávila LA, et al.: Rationale and design of the DIGIT-HF trial (DIGitoxin to Improve ouTcomes in patients with advanced chronic Heart Failure): a randomized, double-blind, placebo-controlled study. *Eur J Heart Fail* 2019; **21**: 676-684.
18）van Veldhuisen DJ, Rienstra M, Mosterd A, et al.: Efficacy and safety of low-dose digoxin in patients with heart failure. Rationale and design of the DECISION trial. *Eur J Heart Fail* 2024; **26**: 2223-2230.

第2章

レベル3 レベル1-2に追加して使う薬剤

12 経口強心薬

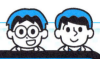

症例

心筋梗塞に対してPCI施行歴があり，低左心機能（LVEF 35％）を背景とした慢性心不全のある85歳男性（Yさん）．今回，誤嚥性肺炎を契機とした慢性心不全の増悪で救急搬送された．体液過剰が著明であり，ループ利尿薬の投与を継続している．四肢末梢冷感，尿量低下，乳酸値上昇あり，低心拍出量症候群（LOS）としてドブタミン（強心薬）の持続静注を開始した．

この患者さんですが，ドブタミン3γから減量するとLOS症状が出現してしまってドブタミンが終了できません！　このまま入院を継続するしかないのでしょうか……．

経口強心薬にスイッチできるか試してみようか．

強心薬にも内服薬があるんですね！

強心薬自体に予後を改善するエビデンスはないんだけど，持続静注の経口強心薬なしではLOSをきたしてしまう患者さんに対して，やむを得ず使用するというイメージだね．

① 経口強心薬の使いドコロ

主に持続静注の強心薬から離脱困難な場合やβ遮断薬導入時に使用しま

す．症状やQOLは改善するものの長期予後は悪化させる可能性があり，最低限の使用にとどめることが重要です．

② 経口強心薬の作用機序

経口強心薬には，ピモベンダン，デノパミン（カルグード®），ドカルパミン（タナドーパ®）などがあります．

ピモベンダン

心筋収縮調節蛋白トロポニンのCa感受性を増強し，細胞内Ca濃度の上昇をきたすことなく心筋収縮力を増強します．さらに，ホスホジエステラーゼ（PDE）活性を抑制することにより血管拡張作用を示し，心拍出量の増加と肺毛細管圧の低下が得られます（図1）．

デノパミン

β_1受容体刺激作用とドパミン受容体刺激作用を有し，心収縮力増強と腎

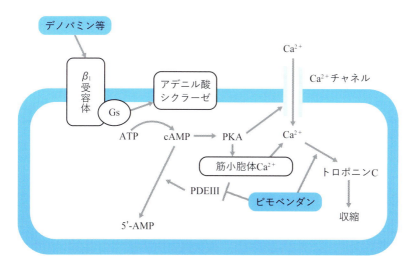

図1 ピモベンダン，デノパミンの作用機序
Gs：Gsタンパク質，ATP：アデノシン三リン酸，cAMP：環状アデノシン一リン酸，PKA：プロテインキナーゼA，5'-AMP：5'-アデニル酸，PDEIII：ホスホジエステラーゼIII．

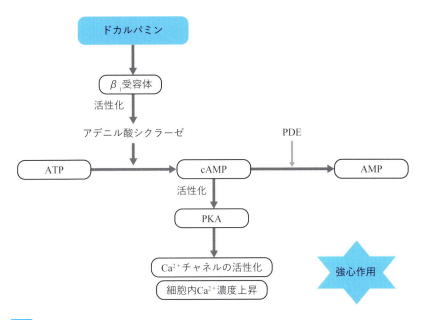

図2 ドカルパミンの作用機序
ATP：アデノシン三リン酸，cAMP：環状アデノシン一リン酸，AMP：アデノシン一リン酸，PDE：ホスホジエステラーゼ，PKA：プロテインキナーゼA．

血流量増加による利尿効果を示します(図1)．

ドカルパミン

ドパミン受容体刺激作用とβ_1受容体刺激作用を有し，心収縮力増強と末梢血管収縮作用を示します(図2)．

③ 経口強心薬の適応疾患

心不全．

経口強心薬の心不全へのエビデンス

ピモベンダン

1996年に発表されたPICO試験では，LVEF 45%以下でNYHA心機能分類II～IIIの心不全患者317例を対象として，ピモベンダン2.5mg群，ピモベンダン5mg群，プラセボ群を比較しました[1]．運動耐容能がピモベンダン群で6%改善(2.5mg群とプラセボ群：$p = 0.03$，5mg群とプラセボ群：$p = 0.05$)しましたが，死亡率はピモベンダン2.5mg群はプラセボ群の1.5倍(95%CI：0.9-2.5)，ピモベンダン5mg群はプラセボ群の1.2倍(95%CI：0.7-2.1)と有意ではないものの増加する傾向を認めました．2002年に日本で発表されたEPOCH試験でもピモベンダン投与(1.25mg/日，症状により2.5mg/日へ増量)により運動耐容能は13%の改善を認めました($p = 0.024$)[2]．

デノパミン

小規模な研究では心不全患者の症状改善と運動耐容能の改善が報告されていますが[3]，大規模臨床試験は実施されていません．

ドカルパミン

心不全患者における有効性と安全性を評価した大規模臨床試験は実施されていません[3]．

経口強心薬は，QOLの改善や経静脈的強心薬からの離脱を目的とした短期投与はClass IIa，β遮断薬導入時の投与はClass IIbで推奨されています．無症状の患者に対する長期投与は禁忌とされています[4]．

つまり，①β遮断薬導入時に心不全が増悪する場合，②経静脈的強心薬からの離脱を目的とする場合，③他の薬剤で心不全症状の改善が得られない場合に経口強心薬を少量使用するのがよいと考えられています．

④ 経口強心薬の有害事象

頻脈性不整脈，肝機能障害など．

⑤ 経口強心薬の投与方法

ピモベンダン

1回 1.25mg 1日 1回を開始し，効果が不十分な場合 2.5mg/日（分 2）に増量します．5mg/日以上の投与は個々の症例でリスクとベネフィットを検討して判断します．

デノパミン

1回 5mg 1日 3回を開始し，効果が不十分な場合 30mg/日（分 3）まで増量します．

ドカルパミン

1回 750mg 1日 3回を開始します．

> **summary　経口強心薬のまとめ**
> - ☑ 主に持続静注の強心薬からの切り替えやβ遮断薬導入時に投与を検討する
> - ☑ 症状やQOLの改善が見込まれるが，予後を悪化させる可能性のある薬剤である

コラム　経口強心薬とこれから

　今では心不全治療の中でも，少しずつ影を潜めてしまっている経口強心薬．おおざっぱなイメージではドカルパミンはドパミン(DOA)のプロドラッグでDOAに相当，デノパミンはβ₁刺激でプロドラッグではないがドブタミン，ピモベンダンはCa感受性増強作用(calcium sensitizer)を除けばPDE III阻害薬(後述するミルリノンなど)と同じ役割が作用機序からはみて取れます．

　静脈投与の強心薬のエビデンスがないと同時に，慢性心不全の治療においては「心臓を休ませる」治療としてのβ遮断薬などにより，経口強心薬のコンセプトはなかなかつらいところにあるのが実情です．では，これらの薬はなくなってしまうのか？　いや，本文にあるようにそれなりに状況が悪い患者さんにおいて，何とかこれを使いながら持たせていることも経験上多々あります．ではデータが期待される領域はどのあたりなのでしょうか？

　デノパミン，ドカルパミンと異なり，ピモベンダンは過去のデータに加えて，Ca感受性増強作用に注目があり，肥大型心筋症などでの効果も期待されています．みなさんは，現在肥大型心筋症のみならず，肥大があるHFpEFにまで拡大を期待されているmavacamtenをご存じでしょうか？

　アクチン-ミオシン架橋の数を減らして過収縮を軽減するミオシン阻害薬といわれています．EXPLORER-HCM(NCT03470545)試験では，NYHA心機能分類II度またはIII度の閉塞性肥大型心筋症患者において，mavacamtenはプラセボに比較して左室流出路圧較差を有意に低下させ(-36mmHg, $p < 0.0001$)，NYHA心機能分類1度以上の改善率を向上させました(65% vs. 31%, $p < 0.0001$)．今はこの薬は非肥大型心筋症のみならず，HFpEFにも効果があるのではないか？とされてきています．つまり，日本人のHFpEFもですが，肥大が強く左室内腔が強い患者においてミオシン架橋数を減少させることで収縮調整を行う，さらにその一部でCa感受性などのバランスを整えることで今後役割がでてくる可能性もあります．エビデンスをでせるか興味深いところで注目しておきたいと思います．

▶ 文献

1) Lubsen J, Just H, Hjalmarsson AC, *et al*: Effect of pimobendan on exercise capacity in patients with heart failure: main results from the Pimobendan in Congestive Heart Failure (PICO) trial. *Heart* 1996; **76**: 223-231.
2) The EPOCH Study Group: Effects of pimobendan on adverse cardiac events and physical activities in patients with mild to moderate chronic heart failure: the effects of pimobendan on chronic heart failure study (EPOCH study). *Circ J* 2002; **66**: 149-157.
3) Endoh M: The effects of various drugs on the myocardial inotropic response. *Gen Pharmacol* 1995; **26**: 1-31.
4) 日本循環器学会 / 日本心不全学会：急性・慢性心不全診療ガイドライン（2017年改訂版）．https://www.j-circ.or.jp/cms/wp-content/uploads/2017/06/JCS2017_tsutsui_h.pdf（2024年6月26日閲覧）．

第2章

レベル3 レベル1-2に追加して使う薬剤

13 Ca拮抗薬

症例

　収縮期血圧200mmHgの高血圧を指摘されているが未治療だった50歳男性（Xさん）．初発のCS1急性心不全で入院中．LVEF 30％程度であり待機的な虚血精査も検討されている．NPPV装着とニトログリセリンの持続静注，ループ利尿薬の静注で治療を開始した．第3病日に酸素需要が消失した．

もともと洞調律でしたが，先ほど140bpmの頻脈性心房細動になってしまいました．ベラパミル（ワソラン®）の点滴静注を行いたいと思うのですが，いかがでしょうか？

確かにベラパミルが使えそうに感じるかもしれないけど，実はこのシチュエーションでベラパミルは禁忌なんだ．

ええっ！　そうなんですか，すみません……．

謝ることはないよ！　循環作動薬はバイタルを崩してしまう可能性が十分にあるから，使用する前に適応と禁忌はおさえておこう！

わかりました！

① Ca 拮抗薬の使いドコロ

　Ca 拮抗薬は高血圧治療に広く用いられていますが，心不全治療における役割は限られています．末梢血管に選択性の高いジヒドロピリジン系と，心筋選択性の高い非ジヒドロピリジン系の 2 種類の Ca 拮抗薬が存在しますが，心不全患者に対する Ca 拮抗薬の使用には注意が必要であり，適応を慎重に判断する必要があります．心不全患者の併存疾患としての高血圧や狭心症の治療目的で使用される場合がありますが，心不全に対する第一選択薬ではなく，他の治療薬では十分な効果が得られない場合に限って使用を検討すべきです．

② Ca 拮抗薬の作用機序

　Ca 拮抗薬は，細胞膜に存在する Ca^{2+} チャネルを遮断し，細胞内への Ca^{2+} 流入を抑制することによって薬理作用を発現します．

　Ca^{2+} チャネル遮断効果が最も現れやすいのは血管平滑筋なので，血管平滑筋は弛緩して，血管は拡張します．したがって，Ca 拮抗薬は血管拡張薬として，狭心症などの虚血性心疾患や，高血圧症の治療に用いられています．ジヒドロピリジン系は血管平滑筋に選択性高く作用します．平滑筋に次いで Ca^{2+} チャネル遮断効果が現れやすいのは心筋ですが，心筋には機能分化があるので，固有心筋においては収縮力抑制が，洞房結節細胞では自動能抑制が，房室結節細胞では伝導能抑制が起こります[1]．非ジヒドロピリジン系は心筋に選択性高く作用します．

③ Ca 拮抗薬の適応疾患

　高血圧症，狭心症，頻脈性不整脈．

Ca 拮抗薬の心不全へのエビデンス

　1991 年に発表された大規模試験（MDPIT）では，急性心筋梗塞患者 2,466 例を対象に，ジルチアゼム群とプラセボ群を比較しました．平均観察期間は 25 か月で，遅発性うっ血性心不全発症率は LVEF 40% 未満の患者において 21% 対 12%（$p = 0.004$）とジルチアゼム群で有意に増加しました．

　1996 年の PRAISE 試験では，LVEF 30% 以下で NYHA 心機能分類 III～IV の心不全患者 1,153 例を対象に，アムロジピン（ノルバスク®）群とプラセボ群を比較しました[2]．平均観察期間は 13.8 か月で，死亡および主要心血管イベントによる入院率は 39% 対 42%（$p = 0.31$）と有意差を認めませんでした．サブ解析では非虚血性心不全患者においては死亡率が有意に低下する可能性が示唆されました．

　そのサブ解析の結果を検証するために実施された 2013 年の PRAISE-II 試験では，非虚血性心不全患者において死亡率は改善させないと報告されました[3]．

④ Ca 拮抗薬の有害事象

　頭痛，ほてり，下腿浮腫，便秘，頻脈，血圧低下など．Ca 拮抗薬と Mg 製剤は，血管平滑筋細胞の収縮を抑制し，血圧を低下させるという点で作用が似ています．両者を併用すると，降圧作用や神経筋伝達遮断作用が増強される可能性があるため，注意が必要です．外来診療において，Ca 拮抗薬による下腿浮腫は見落とされやすいポイントです！

⑤ Ca拮抗薬の使い分け

1. ジヒドロピリジン系（末梢血管に選択性が高い）

ニフェジピン（アダラート®）
　降圧効果が最も高いです．冠攣縮性狭心症にも有効とされています．

アムロジピン（ノルバスク®）
　1日1回で血中濃度が安定して降圧効果が持続します．ARBとの合剤が多く併用する場合には使用しやすいです．またOD錠があるので嚥下機能低下例でも使用しやすいとされています．

シルニジピン（アテレック®）
　交感神経抑制効果により，頻脈などの副作用が起こりにくいとされています．腎保護作用を有します．

アゼルニジピン（カルブロック®）
　腎臓からのNa排泄を促し，腎保護作用を有します．

ベニジピン（コニール®）
　冠攣縮性狭心症に有効です．降圧作用は弱く，あまり降圧したくない場合に使いやすいです．

ニカルジピン（ペルジピン®）
　持続点滴静注薬剤です．CS1心不全ではニトログリセリンが使用されることが多いですが，降圧不十分の場合にはニカルジピンの併用も検討されます．

2. 非ジヒドロピリジン系（心筋選択性が高い）

2-A　フェニルアルキルアミン系

ベラパミル（ワソラン®）
　心拍数を抑える効果が強いため，頻脈性不整脈に有効です．心筋収縮力を低下させる効果が強いとされています．

2-B　ベンゾチアゼピン系

ジルチアゼム（ヘルベッサー®）
　頻脈性不整脈，冠攣縮性狭心症に有効です．カプセルがあります．

※非ジヒドロピリジン系 Ca 拮抗薬(ベラパミル,ジルチアゼム)は陰性変力作用を有し,収縮不全を伴う心不全には禁忌となるので注意が必要です.陰性変力作用は心機能が低下した症例ほど現れやすく,ベラパミルのほうがジルチアゼムよりも強いとされています.

⑥ Ca 拮抗薬の投与方法

　Ca 拮抗薬の経口投与では,各薬剤の特徴や病態に応じて,投与量や投与回数を調整します.例えば,アムロジピンは 2.5 〜 5mg を 1 日 1 回投与,ニフェジピン CR は 20mg を 1 日 2 回投与,ベラパミルは 40mg を 1 日 3 回投与,ジルチアゼム徐放製剤は,100mg を 1 日 1 回投与から開始することが一般的です.それぞれ効果や忍容性に応じて徐々に増量します.

　経口投与が難しい場合や緊急を要する場合には注射薬を使用します.ニカルジピン塩酸塩注射薬は,0.5 〜 6γ(μg/kg/ 分)で持続静注します.当院ではベラパミル塩酸塩注射薬 5mg を生食 50mL などで希釈して点滴静注しています.ジルチアゼム塩酸塩注射薬は,5 〜 15γで持続静注します.

summary　Ca 拮抗薬のまとめ

- ☑ Ca 拮抗薬は心不全の予後改善のエビデンスには乏しい
- ☑ 選択肢がたくさんあるが,各薬剤の特徴に合わせて疾患ごとに使い分ける
- ☑ 左室収縮能が低下している心不全では非ジヒドロピリジン系は禁忌となることに注意

> **コラム** Ca 拮抗薬の投与をどうするか？

　冒頭の症例は，ベラパミルの投与が控えられましたが，実際の救急外来を想像してみましょう．心拍数が 140 bpm の心房細動の患者がいたら Ca 拮抗薬で rate control したくなりますよね．ここで心機能の評価ができるとよいと思います．もちろん実は心拍数が速いと，そもそも心機能・左室駆出率を測定するのが極めて難しいと思います．なぜなら，拡張期が短くなっており，左室充満も満足にできていないからです．もちろん，この状態でも心機能が非常によい場合は Ca 拮抗薬も問題ないのですが，むしろ hyperdynamic として甲状腺機能亢進症や脚気なども疑うのが循環器内科医ではないかと思います．

　心機能・左室駆出率が低下している患者にベラパミルを投与するとどうなるか？　心原性ショックになるということです．このような場合に CaCl などを投与するといいこともあるようですが，迷わず強心薬と左室の機械補助を準備しておきましょう．ちなみに，心不全関連でもう一つ気を付けておくこととして，心不全の原因としてのアミロイドーシスがあります．AL アミロイドーシスにおいて，非ジヒドロピリジン系の Ca 拮抗薬はアミロイド線維に結合し，心ブロックまたはショックを引き起こす可能性があるとされており，心アミロイドーシス診療ガイドラインでも Class III となっています．このようにいくつかの要素を考慮すると Ca 拮抗薬を心不全において使用する際には注意が必要ということがわかるのではないでしょうか？　ちなみにジギタリスもアミロイドーシス全般に注意が必要ということも合わせて覚えておいてください．

▶ 文献

1) Elliott WJ, Ram CV: Calcium channel blockers. *J Clin Hypertens (Greenwich)* 2011; **13**: 687-689.
2) Packer M, O'Connor CM, Ghali JK, *et al*: Effect of amlodipine on morbidity and mortality in severe chronic heart failure. Prospective Randomized Amlodipine Survival Evaluation Study Group. *N Engl J Med* 1996; **335**: 1107-1114.
3) Packer M, Carson P, Elkayam U, *et al*: Effect of amlodipine on the survival of patients with severe chronic heart failure due to a nonischemic cardiomyopathy: results of the PRAISE-2 study (prospective randomized amlodipine survival evaluation 2). *JACC Heart Fail* 2013; **1**: 308-314.

第2章 レベル3 レベル1-2に追加して使う薬剤

14 バソプレシン V₂ 受容体拮抗薬

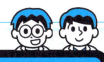

症例

心筋梗塞に対して PCI 施行歴があり，低左心機能（LVEF 35%）を背景とした慢性心不全のある 85 歳男性（Y さん）．今回，誤嚥性肺炎を契機とした慢性心不全の増悪で救急搬送された．ARNI と MRA，SGLT2 阻害薬，β遮断薬が導入されている．体液過剰が残存しておりループ利尿薬の投与を継続している．

 フロセミド（ラシックス®）40mg 1 日 2 回静注しても IN-OUT は±0 くらいで利尿が進んでいないです．フロセミドを増量していいですか？

 ナトリウムは 128mEq/L と低めだね．トルバプタンの併用はどうだろうか．

 なるほど，そうですね……（サムスカ®ってやつか，どんな薬なんだろう……）．

① バソプレシン V₂ 受容体拮抗薬の使いドコロ

バソプレシン V₂ 受容体拮抗薬は，長期予後に関するエビデンスは乏しいものの，高ナトリウム血症を伴わない心不全症例において，ループ利尿薬との併用を検討する価値があります．ループ利尿薬とは異なる作用機序で水利尿を促進するため，ループ利尿薬の投与量を減らすことができ，それにより腎機能障害や血圧低下のリスクを軽減できる可能性があります．

内服薬であるトルバプタン（サムスカ®）と静注薬であるトルバプタンリン

酸エステルナトリウム（サムタス®）が使用可能です．静注薬は重症例や内服困難例に慎重に投与します．

② バソプレシン V_2 受容体拮抗薬の作用機序

バソプレシンは抗利尿ホルモンとも呼ばれ，腎集合管にある V_2 受容体を介して血管内へ水分を吸収させることで水分調節を行います（図1）[1]．トルバプタンは V_2 受容体に拮抗的に作用して，尿中 Na 排泄はあまり増加させず自由水排泄を著明に増加させる，いわゆる自由水利尿作用を有しています[2]．

利尿薬が必要な場合，まずループ利尿薬などを用いた従来の利尿薬治療を行います．トルバプタンは，ループ利尿薬などの他の利尿薬で効果が不十分な場合および併用時にのみ投与が認められており，現段階では利尿薬の中で

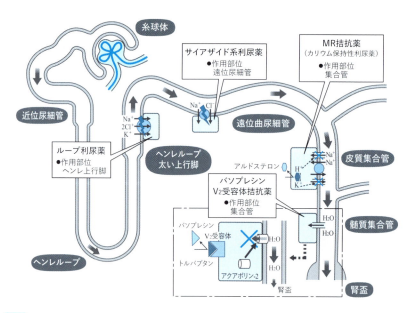

図1 バソプレシン V_2 受容体拮抗薬の作用機序
（大塚製薬：サムスカ®医薬品インタビューフォーム）

第一選択薬としての使用は控えるべきです．トルバプタンリン酸エステルナトリウムの国内第III相試験の選択基準は85歳以下であり，85歳を超える患者への投与はエビデンスが不足しているので，特に85歳を超える高齢者への投与に際しては十分に注意が必要です[3]．

③ バソプレシン V_2 受容体拮抗薬の適応疾患

心不全，肝硬変．

バソプレシン V_2 受容体拮抗薬の心不全へのエビデンス

2007年のEVEREST Outcome試験では，LVEF 40%以下でNYHA心機能分類III～IVの心不全患者4,133例を対象として，トルバプタン群とプラセボ群を比較しました[4]．トルバプタン群で浮腫や呼吸困難などの症状改善と体重減少が有意に認められましたが，心血管死および心不全による入院率は42.0%対40.2%（$p = 0.55$）と有意差を認めませんでした．

現時点では長期予後を改善するというエビデンスは乏しいです．作用機序からは血管内脱水になりにくいと考えられ，実際にトルバプタン併用例において腎機能低下および血圧低下が少なかったとする報告もあり[5]．腎機能低下や血圧低下，低ナトリウム血症が懸念されるような心不全症例において他の利尿薬との併用を検討しましょう．

④ バソプレシン V₂ 受容体拮抗薬の有害事象

　高ナトリウム血症が一定の頻度で出現します．日本循環器学会・日本心不全学会合同ステートメント『バソプレシン V₂ 受容体拮抗薬の適正使用に関するステートメント第 2 版（2023 年改訂）』では，下記の 5 点が推奨されています[3]．

①入院下で投与を開始・再開します．

②血清 Na 濃度の測定を実施します．少なくとも投与前後で頻回に血清 Na 濃度を確認し，過度の上昇（血清 Na 値 150mEq/L 以上や 1 日の血清 Na 値増加が 10mEq/L 以上など）が見られたときには速やかに投与を中止します．必要に応じて 5％ブドウ糖液などによる補正を行います．血清 Na 値が 160mEq/L を超えた症例，意識障害を生じた症例も報告されていることから，IN-OUT バランスの注意深いモニタリングが必要です．

③飲水制限については，利尿が十分に認められれば原則的には緩和あるいは解除します．重症心不全例においてはトルバプタン投与下においても飲水制限が必要ですが，過度な飲水制限は高ナトリウム血症の出現を助長するので注意しましょう．

④サムスカ®は口渇を感じ飲水ができる患者に投与します．

⑤投与前の Na 値が低いほど，Na 値の上昇が急激に起きる傾向にあります．また，Na 値が正常域内で高値の患者に投与する場合にも注意が必要です．

　また，そのほかに投与初期から重篤な肝機能障害を示すことがあるため，血清 Na 値の測定に加えて，投与開始前に肝機能検査を実施し，少なくとも投与開始 2 週間は頻回に肝機能検査を行います．肝機能異常を呈する症例の多くは，投与後 2 週間以内にその症状を発現します．全身倦怠感，食欲低下，嘔気，茶褐色尿，黄疸など肝機能障害を示唆する症状が起きた際には，肝機能検査の上，投与中止を検討します．肝機能障害の原因として，うっ血性心不全の病態，過度な利尿，薬剤性肝障害などが考えられています．

⑤ バソプレシン V₂ 受容体拮抗薬の投与方法

　経口薬のトルバプタンの投与に際しては，患者の年齢，血清 Na 値，循環血漿量の状態などを考慮して，慎重に開始用量を設定する必要があります．特に高齢者，低ナトリウム血症の患者（125mEq/L 未満），血清 Na 値が正常域内で高値の患者，急激な循環血漿量の減少が好ましくないと判断される患者等に投与する際のトルバプタンの初期投与量は 3.75mg とされています[3]．また，シトクロム P4503A4A（CYP3A4A）阻害薬を併用する場合は，トルバプタンの血中濃度が上昇する可能性があるため，低用量からの開始を考慮します[3]．

　注射薬のトルバプタンリン酸エステルナトリウムも使用可能です．注射薬の用法・用量は，1 回 4〜8mg を開始用量とし，1 時間かけて静脈内投与します[3]．

---

summary　バソプレシン V₂ 受容体拮抗薬のまとめ

- ☑ 自由水利尿を可能にした利尿薬である
- ☑ 長期予後改善のエビデンスは乏しいが，ループ利尿薬との併用で腎機能低下や血圧低下のリスクを減らせるかもしれない
- ☑ 高ナトリウム血症には十分注意して使用すること

コラム　長期予後では効果が示せなかったが，興味深い薬剤

　すでに EVEREST 試験で示されているように長期予後では本薬剤での有効性は示せなかったのですが，実臨床では意外に使用されているのではないでしょうか．非常に興味深い薬剤です．

　ループ利尿薬のコラムで「Na 利尿」について言及しましたが，本薬剤は「水利尿」です．完全に水だけを排出するというコンセプトで Na 利尿との差が明確にわかる薬剤です．

　その点だけでも面白いのですが，そもそも心不全の治療薬の歴史は神経伝達物質やホルモンの変化を薬剤で抑えることで治療効果を考えていたところがあり，アルギニンバソプレシン（AVP）血中濃度が上昇するということに対しての薬剤です．選択的 V_2 拮抗薬トルバプタンのみならず，バランス型 V_{1a}/V_2 拮抗薬コニバプタンや Pecavaptan という薬剤も開発されています．

　臨床の現場では，重症の心不全患者において Na 利尿がよいのか，水利尿がよいのかまだまだ不明確です．もちろん目の前の患者さんには低ナトリウム血症だったり，血圧が下がりにくいことを期待してトルバプタンを使用することもあるかと思います．利尿効果への信頼は厚く，どのように使用するかもさらに検討してゆく中で「○○利尿」というさらに新しい用語が出てくることが想像されます．

▶文献

1) 大塚製薬：サムスカ®OD錠7.5mg，同15mg，同30mg，同顆粒1%医薬品インタビューフォーム．https://www.info.pmda.go.jp/go/interview/1/180078_2139011D1022_1_029_1F.pdf（2024年9月9日閲覧）．
2) Plosker GL: Tolvaptan. *Drugs* 2010; **70**: 443-454.
3) 日本循環器学会・日本心不全学会：バソプレシン V_2 受容体拮抗薬の適正使用に関するステートメント第2版（2023年改訂）．https://www.j-circ.or.jp/cms/wp-content/uploads/2023/04/JCS_statement_20230310_vasopressin_V2.pdf（2024年6月26日閲覧）．
4) Konstam MA, Gheorghiade M, Burnett JC Jr, *et al*: Effects of oral tolvaptan in patients hospitalized for worsening heart failure: the EVEREST Outcome Trial. *JAMA* 2007; **297**: 1319-1331.
5) Jujo K, Saito K, Ishida I, *et al*: Randomized pilot trial comparing tolvaptan with furosemide on renal and neurohumoral effects in acute heart failure. *ESC Heart Fail* 2016; **3**: 177-188.

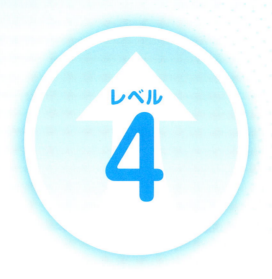

循環器集中治療で用いられる静脈注射薬剤

第2章

レベル4　循環器集中治療で用いられる静脈注射薬剤

15 抗不整脈薬（アミオダロン）

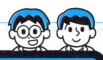

症例

心筋梗塞に対してPCI施行歴があり，低左心機能（LVEF 35%）を背景とした慢性心不全のある85歳男性（Yさん）．今回，誤嚥性肺炎を契機とした慢性心不全の増悪で救急搬送された．ARNIとMRA，SGLT2阻害薬，β遮断薬が導入されている．体液過剰が残存しており，ループ利尿薬の投与を継続している．第4病日に頻脈性心房細動を認めた．

 Yさんが，新規の頻脈性心房細動を起こしてしまってnasal cannula 3Lまで酸素需要が増えてしまいました！　どうしましょう……．

 アミオダロン（アンカロン®）を使ってみようか．

 二次心肺蘇生法（ACLS）で心室細動が続いたときに使うと書いてあるあれですね！　どんな薬なんですか？

 心房細動に対してだと，リズムコントロールとレートコントロール両方に効果を発揮するんだよ．適応と有害事象に注意して使っていこう．

① アミオダロンの使いドコロ

　心室性不整脈や頻脈性心房細動に対して使用します．甲状腺機能異常や間質性肺炎などの有害事象が起こらないか目を光らせておきましょう．また，

心停止患者に対する ACLS でも使用されます．VF もしくは無脈性 VT に対して電気的除細動およびアドレナリン静注が奏効しない場合，アミオダロン静注を行います（初回 300 mg，2 回目以降 150 mg）．

② アミオダロンの作用機序

アミオダロンは複雑な作用機序を有する薬剤です．抗不整脈薬の分類である Vaughan Williams 分類（表1）のクラス III に属する抗不整脈薬であり，心筋の K^+ チャネル遮断作用，Na^+ チャネル遮断作用，Ca^{2+} チャネル遮断作用および抗アドレナリン作用を併せ持つとされています．長期間使用後に投与を終了しても，長期間体内にとどまることが特徴的です．

③ アミオダロンの適応疾患

心室細動，血行動態不安定な心室頻拍，心不全（低心機能）または肥大型心筋症に伴う心房細動（内服）．

表1 Vaughan Williams 分類による抗不整脈薬の分類

分類	作用	代表薬
I 群	Na^+ チャネル遮断	
IA 群	PR/QRS 幅中等度延長 APD 延長	キニジン，プロカインアミド，ジソピラミド，シベンゾリン，ピルメノール
IB 群	PR/QRS 幅不変 APD 短縮	リドカイン，メキシレチン，アプリンジン
IC 群	PR/QRS 幅高度延長 APD 不変	プロパフェノン，フレカイニド，ピルシカイニド
II 群	交感神経 β 受容体遮断	プロプラノロール，メトプロロール，ビソプロロール，カルベジロール，ナドロール，アテノロール，ランジオロール，エスモロールほか
III 群	APD 延長（K^+ チャネル遮断）	アミオダロン，ソタロール，ニフェカラント
IV 群	Ca^{2+} チャネル遮断	ベラパミル，ベプリジル，ジルチアゼム

アミオダロンの心不全へのエビデンス

　1994年にGESICA試験は，左室収縮能低下を伴う慢性心不全患者におけるアミオダロンの予防的投与の有効性を検討する目的で実施されました．LVEF 35%以下でNYHA心機能分類Ⅱ〜Ⅳの心不全患者516例を対象として，アミオダロン群とプラセボ群を比較しました．心不全による死亡に有意差を認めませんでしたが，死亡および心不全による入院率は45.8%対58.2%（$p = 0.0024$）とアミオダロン群で有意に低下しました[1]．

　1995年にCHF-STAT試験は，左室収縮能低下を伴う慢性心不全患者における不整脈抑制効果と生命予後改善効果を検討する目的で実施されました．LVEF 40%以下の患者674例を対象として，アミオダロン群とプラセボ群を比較しました．心室性不整脈を有意に抑制し心室機能を改善しましたが，死亡率を改善させませんでした[2]．

　1997年にEMIAT試験は，心筋梗塞後の左室収縮能低下患者における突然死予防効果を検討する目的で実施されました．心筋梗塞発症後，LVEF 40%以下の心不全患者1,486例を対象として，アミオダロン群とプラセボ群を比較しました．死亡率に有意差を認めませんでしたが，不整脈死率は4.4%対6.7%（$p = 0.05$）とアミオダロン群で低下傾向を認めました[3]．

　2005年にSCD-HeFT試験は，左室収縮能低下を伴う慢性心不全患者における突然死予防に対するアミオダロンとICDの有効性を比較検討する目的で実施されました．LVEF 35%以下の心不全患者を対象として，アミオダロン群，ICD群，プラセボ群を比較しました．アミオダロン群とプラセボ群で死亡率に有意差を認めませんでした[4]．

　2001年に報告されたRCTでは，ICUの重症患者の頻脈性心房細動に対して，アミオダロン群とジルチアゼム群の効果を比較しました．

> レートコントロールに有意差を認めませんでしたが，アミオダロン群で有意に血圧低下の有害事象が少ないと報告されました[5]．
>
> 2006 年には ICU の心房細動患者に対してアミオダロンとジゴキシンが比較されており，洞調律復帰率はアミオダロン群で有意に高い結果となりました[6]．

④ アミオダロンの有害事象

甲状腺機能異常，間質性肺炎，催不整脈性，血圧低下など．これらの早期発見のために TSH, free T3, free T4, KL-6, 胸部単純写真，QT の定期的なフォローが必要です．

⑤ アミオダロンの投与方法

1. 静注薬の場合
- 急速投与：アミオダロン 125mg + 5% ブドウ糖液 100mL を 600mL/hr で投与（10 分）
- 負荷投与：アミオダロン 750mg + 5% ブドウ糖液 500mL を 33mL/hr で投与（6 時間）
- 維持投与：アミオダロン 750mg + 5% ブドウ糖液 500mL を 17mL/hr で投与

※ VF および無脈性 VT に対する ALCS の場合は初回投与：300mg 静注，2 回目以降：150mg 静注．

2. 内服薬の場合
ローディング用量：アミオダロン 1 回 200mg 1 日 2 回で 1 〜 2 週間投与
維持用量：アミオダロン 1 回 100mg 1 日 2 回で投与継続

3. 静注から内服薬に切り替え
96 時間以上静注薬が投与されていれば内服は 1 回 100mg 1 日 2 回から開始することを検討し，それ以下であれば内服 1 回 200mg 1 日 2 回で一定期間投与することを検討します．

> **コラム** 循環器専門かどうかはアミオダロンを使えるかどうかで決まる

アミオダロンは，不整脈治療の現場で「魔法の薬」とも称されるほど，多岐にわたる不整脈に効果を発揮する薬剤です．その適応範囲は広く，心室頻拍や心室細動といった生命を脅かすような致命的な不整脈から，心房細動や心房粗動のような頻度の高い不整脈までカバーしています．そのため，「困ったときのアミオダロン」として使用される場面が多いのが現状です．しかし，簡便さゆえに適応を越えた使用や過剰投与のリスクも存在し，用量管理には慎重な配慮が求められます．

アミオダロンは一般的に，抗不整脈薬のVaughan-Williams分類ではクラスIII（3群薬）に位置づけられます．しかし，この薬剤の特性をより深く理解するためには，Sicilian Gambit分類に注目するのも有用です．この分類は，薬剤の作用機序をより細分化して評価するもので，アミオダロンがNa，K，Caチャネルやβ受容体に作用するという「マルチチャネル特性」を持つことがわかります．この多面的な作用が，アミオダロンの広範な適応範囲を支えているのです．まあ，もちろん今ではSicilian Gambit分類を使っているような先生はかなり少なくなりました．

アミオダロンはその有効範囲と，効果の大きさから，循環器内科医にとって非常によいランドマークになる薬のように思います．非循環器内科医では，心停止時のアミオダロンの使い方，循環器専門医では心停止以外での心室頻拍や心房細動などでのアミオダロンの基本的な使い方・副作用を十分に経験しています．不整脈専門医は，さらにアミオダロンの次に取るべき一手を知っていることが求められます．例えば，心室頻拍の治療においては，アミオダロンに加え，より選択的な治療薬であるニフェカラントや，副作用が少なく使いやすいソタロールが選択肢となります．また，心房細動に対しては，アミオダロンだけでなくベプリコールといった薬剤も重要な武器です．この魔法の薬をどのくらいまで使えるかというアミオダロン前後で循環器専門性を分けるように感じています．

> **summary** アミオダロンのまとめ
>
> - ☑ 頻脈性心房細動のレート・リズムコントロール, 心室性不整脈に対する抗不整脈薬
> - ☑ 多彩な作用機序のもと強力な抗不整脈作用を持つ
> - ☑ その分多彩な有害事象の発生に注意して使用しよう

▶ 文献

1) Doval HC, Nul DR, Grancelli HO, et al: Randomised trial of low-dose amiodarone in severe congestive heart failure. Grupo de Estudio de la Sobrevida en la Insuficiencia Cardiaca en Argentina (GESICA). *Lancet* 1994; **344**: 493-498.
2) Singh SN, Fletcher RD, Fisher SG, et al: Amiodarone in patients with congestive heart failure and asymptomatic ventricular arrhythmia. Survival trial of antiarrhythmic therapy in congestive heart failure. *N Engl J Med* 1995; **333**: 77-82.
3) Julian DG, Camm AJ, Frangin G, et al: Randomised trial of effect of amiodarone on mortality in patients with left-ventricular dysfunction after recent myocardial infarction: EMIAT. European Myocardial Infarct Amiodarone Trial Investigators. *Lancet* 1997; **349**: 667-674.
4) Bardy GH, Lee KL, Mark DB, et al: Amiodarone or an implantable cardioverter-defibrillator for congestive heart failure. *N Engl J Med* 2005; **352**: 225-237.
5) Delle Karth G, Geppert A, Neunteufl T, et al: Amiodarone versus diltiazem for rate control in critically ill patients with atrial tachyarrhythmias. *Crit Care Med* 2001; **29**: 1149-1153.
6) Hofmann R, Steinwender C, Kammler J, et al: Effects of a high dose intravenous bolus amiodarone in patients with atrial fibrillation and a rapid ventricular rate. *Int J Cardiol* 2006; **110**: 27-32.

第2章

レベル4 循環器集中治療で用いられる静脈注射薬剤

16 ランジオロール

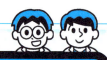

症例

甲状腺機能亢進症の既往，心筋梗塞に対してPCI施行歴があり，低左心機能（LVEF 30%）・持続性心房細動を背景とした慢性心不全のある75歳男性（Zさん）．今回，誤嚥性肺炎を契機とした慢性心不全の増悪で救急搬送された．ARNIとMRA，SGLT2阻害薬，β遮断薬が既に導入されている．体液過剰が残存しており，ループ利尿薬の投与を継続している．第4病日に頻脈性心房細動を認めた．

この患者さんが，頻脈性心房細動を起こしてしまいました．まだ明らかな心不全増悪はありません．甲状腺機能亢進症があるのでアミオダロンは使いづらいですね……．

その通りだね．ランジオロール（オノアクト®）を使おうか．

どんな薬なんですか？

β遮断薬の持続静注薬剤だね．いきなり高用量使用すると心不全が増悪するリスクがあるから少量から慎重に開始しよう．

① ランジオロールの使いドコロ

ランジオロールは，心機能低下例や重症心不全患者の頻脈性不整脈に対して使用されます．日本循環器学会／日本不整脈心電学会合同ガイドライン

『2020年改訂版不整脈薬物治療ガイドライン』においても,心機能低下例における心房細動・粗動のレートコントロールとしてClass IIaの推奨とされています[1].

② ランジオロールの作用機序

ランジオロールはアドレナリンβ_1受容体選択的遮断作用を有する超短時間作用型β遮断薬の点滴静注薬剤です.β_1受容体選択性が高く,β_2受容体を介する気管支平滑筋の収縮や血管収縮作用が弱いため,気管支喘息患者や末梢動脈疾患患者にも比較的安全に使用できます.

③ ランジオロールの適応疾患

心機能低下例における右記の頻脈性不整脈:心房細動,心房粗動.
生命に危険のある下記の不整脈で難治性かつ緊急を要する場合:
心室細動,血行動態不安定な心室頻拍.

▎ランジオロールの心不全へのエビデンス

2013年に発表されたJ-Land試験では,LVEF 50%以下で,心房細動を合併し心拍数が120bpm以上の患者212例に対して,ランジオロール群とジゴキシン群を比較しました[2].投与開始2時間後の目標心拍数到達率は48.0%対13.9%($p<0.0001$)とランジオロール群で有意に高値であり,有害事象の発生率は32.3%対32.7%($p = 0.95$)と有意差を認めませんでした.この研究により,ランジオロールは心機能低下例における心房細動の心拍数管理に有効かつ安全であることが示されました.

④ ランジオロールの有害事象

血圧低下，徐脈，心不全増悪．β_1 受容体選択性が高いとはいえ，1％未満に喘息の増悪が報告されており，気管支喘息や COPD 増悪に注意して使用しましょう．

⑤ ランジオロールの投与方法

1〜10γ（μg/kg/分）の範囲内で調整します．徐脈や血圧低下，心不全増悪をきたすリスクがあり，1γから慎重に増量しましょう．

> **summary　ランジオロールのまとめ**
> - ☑ 短時間作用型 β_1 遮断薬の持続静注薬剤
> - ☑ 頻脈性心房細動・心房粗動に対するレートコントロールとして推奨されている
> - ☑ 有害事象を起こさないように少量から慎重に漸増する

コラム　ランジオロールの適応について

　私が研修医になったころは心機能が低下した心房細動にランジオロールは使用できていませんでした．2002 年に「手術時の頻脈性不整脈（心房細動，心房粗動，洞性頻脈）に対する緊急処置」の効能・効果で発売され，その後 2006 年に「手術後の循環動態監視下における頻脈性不整脈（心房細動，心房粗動，洞性頻脈）に対する緊急処置」の効能・効果，つまり，周術期の薬剤ということでした．そこが J-Land 試験をもって 2013 年に「心機能低下例における頻脈性不整脈（心房細動，心房粗動）」，および 2019 年 3 月に「生命に危険のある不整脈（心室細動，血行動態不安定な心室頻拍）で難治性かつ緊急を要する場合」の効能・効果の承認を取得という時代に応じて適応を拡大してきた薬剤です．

海外ではもとより esmolol という超短時間作用型のβ遮断薬がありましたが，日本では使用でませんでした．前述の通り，それ以前はプロプラノロールぐらいしか武器がなく，Ca 拮抗薬のときにも触れましたが，心不全時には Ca 拮抗薬がかなり厳しいこともあるので，実際の切れ味はともかく，非常に重宝する薬剤として臨床現場に貢献してきたと考えます．実際に日本以外ではヨーロッパでも使用できるようですが，データがないのが実情です．

　薬と医療，そしてその日本と海外の市場の問題は課題が山積みです．ドラッグラグの問題が少し解決してきたと思ったら，日本はマーケットとしての魅力がなくなり始めています．日本での薬剤で世界と戦うのも厳しいとなると，どのようにしたらよいのでしょうか？　日本では Trialist の養成が急務ではないかと思います．着実に信頼できるデータを信頼できる検証方法で，世界と戦える人材をぜひ作り，このような薬剤をもっと推進していってほしいと思います（全く個人的な COI はございません）．

▶ 文献

1）日本循環器学会 / 日本不整脈心電学会：2020 年改訂版　不整脈薬物治療ガイドライン．https://www.j-circ.or.jp/cms/wp-content/uploads/2020/01/JCS2020_Ono.pdf（2024 年 6 月 26 日閲覧）．
2）Nagai R, Kinugawa K, Inoue H, *et al*: Urgent management of rapid heart rate in patients with atrial fibrillation/flutter and left ventricular dysfunction: comparison of the ultra-shortacting *β*1-selective blocker landiolol with digoxin（J-Land Study）．*Circ J* 2013; **77**: 908-916.

第2章 レベル4 循環器集中治療で用いられる静脈注射薬剤

17 ドブタミン

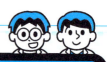

症例

心筋梗塞に対して PCI 施行歴があり，低左心機能（LVEF 35%）を背景とした慢性心不全のある 85 歳男性（Y さん）．今回，誤嚥性肺炎を契機とした慢性心不全の増悪で救急搬送された．体液過剰が著明であり，ループ利尿薬の投与を継続している．

> この Y さんですが，なんだかぐったりしていて，四肢末梢が冷たく，利尿薬をいくら投与しても尿も全然出てこないようです．動脈血ガスをとってみたら，乳酸が 8 mmol/L まで上がっていました！

> 低心拍出症候群（LOS）のようだね．強心薬であるドブタミン（ドブトレックス®）を開始しようか．

> 心不全は心臓を休めるのが重要って話だったと思うんですけど，心臓の収縮を強めてしまっていいんですか？

> なかなか鋭いね．ドブタミンが心不全の予後を改善するというエビデンスはないし，むしろ悪くするリスクもあるんだけど，LOS の場合にはやむを得ず使用する必要がある場合もあるんだ．

① ドブタミンの使いドコロ

低心拍出による末梢循環不全をきたした心不全で使用します．予後を悪化させる可能性があり，必要最低限の使用にとどめます．

② ドブタミンの作用機序

　ドブタミンは選択的アドレナリンβ_1受容体作動薬であり，主に心臓に作用します．心臓のβ_1受容体を刺激することにより，心筋の収縮力を増強させ，心拍出量を増加させます(図1)．また，末梢血管のβ_2受容体刺激による血管拡張作用も一部有するため，後負荷を軽減させる効果もあります[1]．これらの作用により，ドブタミンは急性循環不全の際に心収縮力増強を目的として使用されます．特に，急性心不全や心原性ショックなどの病態において，心ポンプ機能が低下している場合に有効とされています．ドブタミンの心拍数増加作用は，他のカテコラミン製剤と比較して比較的弱いとされています．これは，ドブタミンのβ_1受容体選択性が高いことに起因します．そのため，ドブタミン使用時の心筋酸素需要量の増大は，心拍数増加作用の強いカテコラミン製剤と比べて少ないと考えられています．

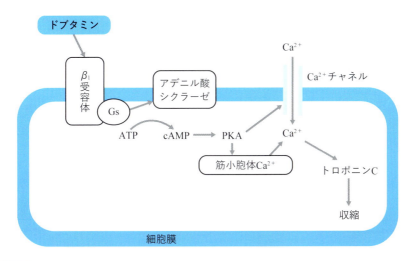

図1 ドブタミンの作用機序
Gs：Gsタンパク質，ATP：アデノシン三リン酸，cAMP：環状アデノシン一リン酸，PKA：プロテインキナーゼA．

③ ドブタミンの適応疾患

急性循環不全.

▍ドブタミンの心不全へのエビデンス

　1999年のFIRST試験では，NYHA心機能分類III～IVの心不全患者471例を対象として，平均2週間ドブタミンが持続静注された症例とドブタミン非投与症例の6か月後の状態を検討したところ，心不全悪化，心停止および心筋梗塞発症率が64.5％対85.3％（$p = 0.0006$），死亡は37.1％対70.5％（$p = 0.0001$）といずれもドブタミン群で有意に増加しました[2]．ドブタミンが予後を悪化させた要因として催不整脈作用，心筋酸素消費量の増加などが指摘されています．

　2005年に発表された急性心不全のレジストリであるADHEREに関する解析では，心不全病名で退院した患者の中で，ニトログリセリン，nesiritide，ミルリノン（ミルリーラ®），ドブタミンのいずれかを使用した15,230例を対象として，血圧などの背景因子を補正してもドブタミンまたはミルリノンの強心薬を投与した患者群ではニトログリセリンまたはnesiritideを投与した患者群よりも院内死亡率が高いことが報告されました[3]．この研究で使用されたドブタミン投与量は平均6γ（μg/kg/分）でした．

　では，ドブタミンが害悪かというと，そういうことにはなりません．救命と長期予後はまったく別物であり，点滴強心薬は循環不全を伴う心不全症例の救命には不可欠な薬剤です．また，本当に強心薬が必要な症例に対してプラセボ対照の前向き試験を組むことは不可能であることにも注意が必要です．

　日本では1984年，ドパミン，ドブタミンの開発当初に急性心筋梗塞に伴う心ポンプ失調患者を対象に多施設共同ランダム化およびクロス

オーバー比較試験が行われ、ドブタミンはドパミンに比べ、肺動脈拡張期圧を低下させ、肺うっ血の軽減にも有効であることが示されています[4]．日本循環器学会/日本心不全学会合同ガイドライン『急性・慢性心不全診療ガイドライン（2017年改訂版）』でも、ポンプ失調を有する肺うっ血患者への投与は Class IIa で推奨されています[5]．

ポンプ失調を呈する症例の救命には必須ですが、長期予後は悪くするリスクもあるため、必要最少量および最短期間での使用にとどめるのが望ましいでしょう．

④ ドブタミンの有害事象

頻脈，不整脈，血圧低下，狭心症状などがあります．また，ドブタミンは末梢血管の β_2 受容体刺激による血管拡張作用も有するため，過度の血管拡張により低血圧を引き起こす可能性があります．また，虚血性心疾患を有する患者では，ドブタミンによる心筋酸素需要の増大が狭心症状を誘発する可能性もあるため注意が必要です．

⑤ ドブタミンの投与方法

$2 \sim 3\gamma$ から開始して，$1 \sim 10\gamma$ の範囲内で調整します．10γ 以下では心拍数の上昇も軽度であり，他のカテコラミン薬に比べ，心筋酸素消費量の増加も少なく，虚血性心疾患にも使用しやすいです．10γ を超えると心拍数が増加し，催不整脈作用も増加することに注意しましょう．高用量を要する場合には，他剤との併用，補助循環の適応や病態の見直しを考慮する必要があります．

> **summary** ドブタミンのまとめ
> - ☑ ポンプ失調を伴う心不全では投与を検討する
> - ☑ 比較的心筋の酸素需要をあまり増やさずに心収縮を増強することができるとされている
> - ☑ 必要最少量かつ最短期間での使用にとどめるのが望ましい

コラム ドブタミンは心不全の薬剤の中の王道中の王道

　ドブタミンは心不全の薬剤の中の王道中の王道です．後述するドパミン，PDE Ⅲ阻害薬より使用頻度は少なくとも日本では多く，使いやすいと考えられています．

　本文中にもあるように，「カテコラミンが予後を悪化させるのではないか？」という議論は数10年持続しており，学会の度にPRO-CON（ドブタミンは必要 vs 不要など）のセッションが組まれるほどです．

　ドブタミンは悪とされながらも，実臨床でも使用されます．これは確実です．無駄に長くならないように，ただ心不全の改善が血管拡張薬や利尿薬のみでは厳しいと想定されたら使用することが多いです．

　最近で重要なポイントとしては，機械補助のImpellaなどの新しい左室補助の治療法が出現したことにより，「どのタイミングでどのように使用し，いつやめるか？」がさらにバリエーションに富んできているのではないでしょうか．

　新しい治療がでたときに，これまでの治療方法がもう一度見直されることがよくあります．Impellaの出現，またこれらのデバイスが小口径のように改善してより侵襲度が低下したら，さらに強心薬の位置づけも変わるかもしれません．時代に応じた治療方法を考えてもらいたいと思います．

　あ，最後になりますが，ぜひ経口強心薬のところと，ここからの静脈注射薬でもう一度作用機序は復習しておいてください．

▶ 文献

1）医薬品インタビューフォーム：急性循環不全改善剤 希釈型ドブタミン塩酸塩注射液 ドブタミン持続静注 50mg シリンジ「KKC」ドブタミン持続静注 150mg シリンジ「KKC」ドブタミン持続静注 300mg シリンジ「KKC」．https://www.info.pmda.go.jp/go/interview/1/470034_2119404G6047_1_002_1F.pdf（2024 年 6 月 26 日閲覧）.
2）O'Connor CM, Gattis WA, Uretsky BF, *et al*: Continuous intravenous dobutamine is associated with an increased risk of death in patients with advanced heart failure: insights from the Flolan International Randomized Survival Trial (FIRST). *Am Heart J* 1999; **138**: 78-86.
3）Abraham WT, Adams KF, Fonarow GC, *et al*: In-hospital mortality in patients with acute decompensated heart failure requiring intravenous vasoactive medications: an analysis from the Acute Decompensated Heart Failure National Registry (ADHERE). *J Am Coll Cardiol* 2005; **46**: 57-64.
4）ドブタミン研究会：ポンプ不全に対するドブタミン，ドパミンの薬剤効果の比較 - 多施設共同研究の集計．最新医学 1984；39：1657-1672.
5）日本循環器学会 / 日本心不全学会：急性・慢性心不全診療ガイドライン（2017 年改訂版）．https://www.j-circ.or.jp/cms/wp-content/uploads/2017/06/JCS2017_tsutsui_h.pdf（2024 年 6 月 26 日閲覧）.

第 2 章

レベル4　循環器集中治療で用いられる静脈注射薬剤

18　PDE III 阻害薬

症 例

　心筋梗塞に対してPCI施行歴があり、低左心機能（LVEF 35%）を背景とした慢性心不全のある85歳男性（Yさん）。今回、誤嚥性肺炎を契機とした慢性心不全の増悪で救急搬送された。体液過剰が著明であり、ループ利尿薬の投与を継続している。

このYさんですが、なんだかぐったりしていて、四肢末梢が冷たく、利尿薬をいくら投与しても尿も全然出てこないようです。動脈血ガスをとってみたら、乳酸が8mmol/Lまで上がっていました！　低心拍出症候群（LOS）を疑っています！

その通りだね。強心薬の使用が必要だね。

ドブタミン（ドブトレックス®）は心拍出を稼ぐために使用するっていうことを教えていただきました。そういえば、ドブタミンを使うような患者さんってLVEFが低いことが多いですよね。この患者さんもFantastic Fourとしてβ遮断薬を併用しているのですが、β刺激とβ遮断を同時に使うってどうなんでしょうか……？

それはかなり鋭い質問だね。実臨床ではドブタミンが心拍数に影響を与えづらいということからβ遮断薬とドブタミンを併用するということを行う場面もあるんだけど、ブレーキとアクセルを同時に踏んでいるような気もするよね。このような場合、PDE III 阻害薬という別の強心薬の使用を検討することもあるんだ。

① PDE III 阻害薬の使いドコロ

虚血性心疾患を伴わない心不全症例で，低心拍出量や肺高血圧を呈する重症例への使用を検討します．β遮断薬使用下ではより有効かもしれないとされています．長期予後は改善させないため，最少量・最低期間の使用を心がけましょう．

② PDE III 阻害薬の作用機序

PDE III を阻害することで，細胞内の環状アデノシン一リン酸（cAMP）を増加させ，強心作用や血管拡張作用を示します（図1）．

心筋では PDE III の阻害により cAMP が増加し，その結果，細胞内の Ca^{2+} 濃度が上昇して心筋の収縮力が増強されます．また，血管平滑筋では，cAMP の増加によって血管が拡張し，末梢血管抵抗が低下することで後負荷が軽減されます．

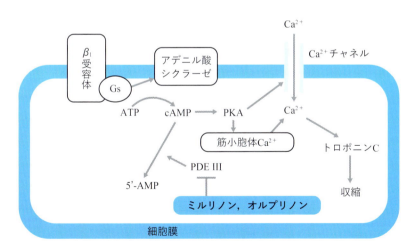

図1　PDE III 阻害薬の作用機序
Gs：Gsタンパク質，ATP：アデノシン三リン酸，cAMP：環状アデノシン一リン酸，PKA：プロテインキナーゼA，5'-AMP：5'-アデニル酸，PDE III：ホスホジエステラーゼIII．

③ PDE Ⅲ 阻害薬の適応疾患

急性心不全.

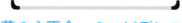

▌PDE Ⅲ 阻害薬の心不全へのエビデンス

2003年のOPTIME-CHF試験では，LVEF 40%以下の心不全患者949例を対象として，48時間から72時間のミルリノン（ミルリーラ®）持続静注を行う群とプラセボ群を比較しました[1]．60日以内の心血管イベントによる入院日数，心血管イベント発生率に有意差を認めませんでした．一方で，治療を必要とする低血圧や心房性不整脈の発生率はミルリノン投与群で有意に増加しました．本研究は，本来であればミルリノンを必ずしも必要としない低リスク心不全患者を含んでいることに注意が必要です．

また，2003年に発表されたOPTIME-CHF試験の事後解析では，心不全の背景として虚血の有無で比較しました[2]．虚血を背景とした心不全症例に対しては，ミルリノン投与群は有意に60日以内の死亡率を増加させました．ドブタミンと同様に救命と長期予後を天秤にかけて投与を検討しなければならず，必要最少量・最短期間での使用を心がける必要があります．

これらの結果から，ミルリノンは非虚血性のポンプ失調と肺うっ血に対して使用が推奨されています（Class Ⅱa）[3]．

また，β遮断薬が投与されている慢性心不全の急性増悪では，交感神経受容体がブロックされているので，ドパミンやドブタミンなどの強心効果は制限されます．一方，アドレナリンβ受容体を介さないPDE Ⅲ阻害薬は優れた心拍出量増加と肺毛細管圧低下作用を発揮するとされています[4]．

④ PDE Ⅲ 阻害薬の有害事象

血圧低下,頻脈性不整脈,心房細動,腎機能障害などが挙げられます.特に腎機能障害患者では,血中濃度が上昇しやすく,有害事象発生のリスクが高まります.腎機能に応じた投与量の調整と慎重なモニタリングが必要です.

⑤ PDE Ⅲ 阻害薬の投与方法

海外でも使用されるミルリノンと,日本でのみ使用されるオルプリノン(コアテック®)があります.血行動態的にはほぼ同等の効果が得られるとされています.当院ではミルリノンのみ採用されており,添付文書には「50 μg/kg を 10 分間かけて静脈内投与後,0.5 μg/kg/ 分で点滴静注.0.25～0.75 γ の範囲で調整」とありますが,血圧低下や不整脈の有害事象の懸念があるため 0.125 γ 程度から開始して 0.125～0.75 γ の範囲内で適宜増量します.

summary　PDE Ⅲ 阻害薬のまとめ

- ☑ β 遮断薬投与下では優れた心拍出量増加と肺毛細管圧低下作用を発揮する
- ☑ 背景に虚血がある心不全の場合は使用しない
- ☑ 血圧低下や不整脈に注意して必要最低限・最短期間の投与を心がける

コラム　PDE III 阻害薬の位置づけ

　ミルリノン・オルプリノンは強心薬として位置づけられますが，日本の循環器医の間では不整脈や腎機能障害のリスクから敬遠されがちな印象があります．ドブタミンと同様に強心薬ではあるものの，副作用や有害事象が比較的多く，もともとエビデンスに乏しいこともあって，臨床での使用がさらに難しくなっているのは自然な結果といえるでしょう．

　重症心不全の治療においては，特に心臓移植を行う専門施設とそうでない一般施設では，治療方針や実際のアプローチに大きな違いが存在します．これは単なる「チーム医療」という構造的な要因だけではなく，強心薬を含む短期間の血行動態の緻密なマネジメントや，緩和ケアに対するスタンスにおいても顕著に差が現れる部分です．

　昨今のエビデンスベースの医療では，治療法の基本は論文上で共有されるものの，具体的なカテコラミンの用量調整や血行動態の動的評価といった点では，現場の状況や患者文脈に応じた判断が求められます．これらは単なる技術ではなく，選択の問題であり，医療者の専門性や経験値によるところが大きいと考えられます．

　専門施設では，血行動態の評価・管理が細部にわたって行われる傾向があり，専門チームによる動的な対応が可能です．一方，一般施設ではエビデンスの適用範囲や治療の強度が限られ，緩和ケアの導入にも違いがみられます．重症心不全の管理においては，治療環境や医療チームの専門性に基づく治療の「深さ」が問われることを理解する必要があるでしょう．

▶ 文献

1) Cuffe MS, Califf RM, Adams KF Jr, et al: Short-term intravenous milrinone for acute exacerbation of chronic heart failure: a randomized controlled trial. *JAMA* 2002; **287**: 1541-1547.
2) Felker GM, Benza RL, Chandler AB, et al: Heart failure etiology and response to milrinone in decompensated heart failure: results from the OPTIME-CHF study. *J Am Coll Cardiol* 2003; **41**: 997-1003.
3) 日本循環器学会 / 日本心不全学会：急性・慢性心不全診療ガイドライン（2017年改訂版）．https://www.j-circ.or.jp/cms/wp-content/uploads/2017/06/JCS2017_tsutsui_h.pdf（2024年6月26日閲覧）．
4) Lowes BD, Tsvetkova T, Eichhorn EJ, et al: Milrinone versus dobutamine in heart failure subjects treated chronically with carvedilol. *Int J Cardiol* 2001; **81**: 141-149.

第2章

レベル4 循環器集中治療で用いられる静脈注射薬剤

19 ドパミン

症例

心筋梗塞に対してPCI施行歴があり，低左心機能（LVEF 35%）を背景とした慢性心不全のある85歳男性（Yさん）．今回，誤嚥性肺炎を契機とした慢性心不全の増悪で救急搬送された．体液過剰が著明であり，利尿薬の投与を継続している．

このYさんですが，ループ利尿薬とトルバプタン（サムスカ®）での利尿を継続していますが，経時的に腎機能が悪くなってきています．医局にあった古い教科書に，ドパミンが腎保護に有効っていう記述を見つけたのですが，いかがでしょうか？

とても熱心に勉強していて素晴らしいね．かつては心不全症例に対して腎保護作用を期待してドパミンを使用していた時代もあったんだけど，現在は，腎保護作用は否定的というエビデンスが蓄積されてきて基本的には使用しない薬剤になったんだ．

そうだったんですね！ 心不全の薬ってどんどん変わっていきますね．

今，有効とされている薬も10年後には使用されなくなっているかもしれない．日々，新しい情報を手に入れていく必要があるね！

① ドパミンの使いドコロ

現在は心不全治療薬としては一般的に使用されていません．

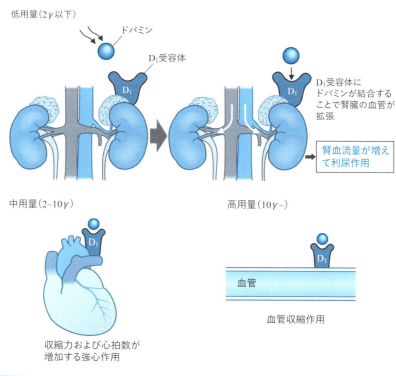

図1 ドパミンの作用機序

② ドパミンの作用機序

　ドパミンは内因性カテコラミンであり，ノルアドレナリンの前駆物質です．低用量 [2γ（$\mu g/kg/$分）以下] では，ドパミンシナプス後（DA_1）受容体を刺激し，腎動脈拡張作用による糸球体濾過量（GFR）の増加と腎尿細管への直接作用により，利尿効果を示します．中等度の用量（$2\sim10\gamma$）では，β_1受容体刺激作用に加え，心臓および末梢血管からのノルアドレナリン放出増加により，陽性変力作用，心拍数増加，α_1受容体刺激による血管収縮作用を示します．高用量（$10\sim20\gamma$）では，α_1受容体刺激作用が優位となり血管抵抗が上昇することが，健常人や動物実験のデータで示されています（図1）[1]．

③ ドパミンの適応疾患

急性循環不全(積極的には使用されていません).

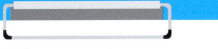

▮ドパミンの心不全へのエビデンス

　2010年のDAD-HF試験では，NYHA心機能分類Ⅳの重症心不全患者60例を対象として，高用量フロセミド(ラシックス®)群と，低用量フロセミド+低用量ドパミン群を比較し，治療開始24時間後の腎機能低下発生率が30%対6.7%($p = 0.042$)と，ドパミン併用群が有意に腎保護効果を示したと報告されました[2].

　しかし，2000年から2013年にかけて発表された複数のRCTにおいて，ドパミンに有意な腎保護効果を認めなかったと報告され[3,4]，2014年に発表されたDAD-HFⅡ試験[5]では，NYHA心機能分類Ⅲ～Ⅳの心不全患者161例を対象として，高用量フロセミド群，低用量フロセミド+低用量ドパミン群，低用量フロセミド群を比較しました．24時間後の腎機能低下発生率はDAD-HF試験と同様ドパミン併用群で低下(24%対11%対7%，$p<0.0001$)したものの，血清クレアチニン値のピーク値に有意差を認めず(44% vs. 38% vs. 29%，$p = 0.27$)，ドパミンによる明らかな腎保護効果は認めなかったと報告されました．

　ただし，陽性変力作用や陽性変時作用，血管収縮効果があることは認められており，現在は，尿量増加や腎保護効果を期待した投与は，『急性・慢性心不全診療ガイドライン(2017年改訂版)』においてClass Ⅱbで推奨されています[1].

④ ドパミンの投与方法

0.5〜1γで開始し,血圧や脈拍,不整脈に注意して適宜増減します.

summary　ドパミンのまとめ

- ☑ 腎保護作用に期待して使用されてきた経緯はあるが,エビデンスに乏しい
- ☑ 現在は心不全に対して積極的に使用されていない

コラム　ドパミンの時代は終わった？

　今はドパミンの時代は終わったと思われているかもしれません.心収縮増強のためにはDOB/PDE III,腎機能保護効果も否定され,DOAが出てくる余地は今はないのが実際のところである.

　強いて言うのであれば,徐脈の心不全において少し使用することが可能かもしれないが,実際には20年前に比較してかなり使用頻度が減ったといえるだろう.こういう薬剤を使用している場合には,その理由がポイントとなるので,ぜひ担当医とDiscussionしがいがあるところだろう.

▶ 文献

1）日本循環器学会/日本心不全学会：急性・慢性心不全診療ガイドライン（2017年改訂版）．https://www.j-circ.or.jp/cms/wp-content/uploads/2017/06/JCS2017_tsutsui_h.pdf（2024年6月26日閲覧）．
2）Giamouzis G, Butler J, Starling RC, et al: Impact of dopamine infusion on renal function in hospitalized heart failure patients: results of the Dopamine in Acute Decompensated Heart Failure（DAD-HF）Trial. *J Card Fail* 2010; **16**: 922-930.
3）Bellomo R, Chapman M, Finfer S, et al: Low-dose dopamine in patients with early renal dysfunction: a placebo-controlled randomised trial. Australian and New Zealand Intensive Care Society（ANZICS）Clinical Trials Group. *Lancet* 2000; **356**: 2139-2143.
4）Chen HH, Anstrom KJ, Givertz MM, et al: Low-dose dopamine or low-dose nesiritide in acute heart failure with renal dysfunction: the ROSE acute heart failure randomized trial. *JAMA* 2013; **310**: 2533-2543.
5）Triposkiadis FK, Butler J, Karayannis G, et al: Efficacy and safety of high dose versus low dose furosemide with or without dopamine infusion: the Dopamine in Acute Decompensated Heart Failure II（DAD-HF II）trial. *Int J Cardiol* 2014; **172**: 115-121.

第 2 章

レベル 4　循環器集中治療で用いられる静脈注射薬剤

20 カルペリチド

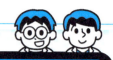

症例

収縮期血圧 200mmHg の高血圧を指摘されているが未治療だった 50 歳男性（X さん）．CS1 急性心不全で 2 年前に入院歴あり．今回，怠薬を契機とした CS1 急性心不全で入院となった．NPPV 装着とニトログリセリンの持続静注，ループ利尿薬の静注で治療を開始した．第 3 病日に酸素需要が消失した．

この X さんには前回入院時にカルペリチド（ハンプ®）が持続静注されていたみたいですね．他の先生が，「ハンプ®はエビデンスがない」っておっしゃっていたんですが，実際どうなんですか？

なかなか直球な質問だね．エビデンスがないっていうよりは有効性が示されているシチュエーションが限られているっていうイメージかな．日本生まれで，現在のところ日本国内でのみ承認されている薬剤なんだよ．

① カルペリチドの使いドコロ

心不全の予後改善のエビデンスは限定的ですが，血管拡張と利尿を同時に行いたい場合，心筋梗塞合併症例であれば有効かもしれないとされています．

② カルペリチドの作用機序

心不全を発症すると，心臓は体液貯留や圧負荷を察知し，Na 利尿ペプチ

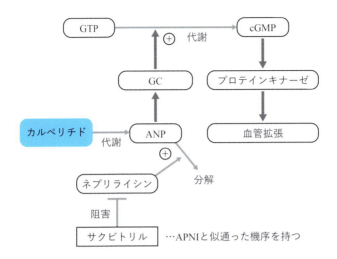

図1 カルペリチドの作用機序
GC：グアニル酸シクラーゼ，ANP：心房性(A 型)ナトリウム利尿ペプチド，GTP：グアノシン三リン酸，cGMP：環状アデノシン一リン酸．

ドの分泌を亢進させることで，Na 利尿を進め，交感神経やレニン・アンジオテンシン・アルドステロン系(RAAS)を抑制し，血管を拡張させます．心房から分泌される心房性(A 型)Na 利尿ペプチド(ANP)と心室から分泌される脳性(B 型)Na 利尿ペプチド(BNP)が主な役割を担っています．カルペリチドはこの ANP の遺伝子組換え製剤です(図 1)．1993 年にわが国で開発された Na 利尿ペプチドファミリーの一つで，1995 年より日本でのみ臨床使用されています．

③ カルペリチドの適応疾患

心不全．

カルペリチドの心不全へのエビデンス

2008年に発表された日本でのRCTでは，LVEF 45%以下でNYHA心機能分類III〜IVの心不全患者を対象として，カルペリチド群とプラセボ群を比較しました[1]．平均観察期間は18か月で，死亡および再入院率は11.5% 対 34.8%（$p = 0.036$）とカルペリチド群で有意に低下しました．

2007年のJ-WIND試験では，心筋梗塞急性期におけるカルペリチド投与は梗塞サイズを有意に縮小し，再灌流障害も低下させ，6〜12か月後のLVEFも有意に上昇させ，心血管死および心不全入院についても有意に低下しました[2]．

しかし，急性心不全患者を対象とした2015年の後ろ向き研究では，カルペリチド投与群で院内死亡率が上昇したと報告されており，特に高齢者で有害事象が多く発生しました[3]．

また，DPCデータを利用した検討においても，重症例への投与が多く，予後改善効果・医療コスト軽減効果は明らかではありませんでした[4]．

以上より，急性心不全におけるカルペリチド投与は，他の血管拡張薬と同様に予後改善効果が確立されていません．心筋梗塞を合併した心不全に対しては有効かもしれません．日本では非代償性心不全患者での肺うっ血に対する投与，および難治性心不全患者での強心薬との併用投与はClass IIbとされています．

④ カルペリチドの有害事象

血圧低下に注意が必要です．重篤な低血圧，心原性ショック，右室梗塞，

脱水へは投与すべきでない(Class III)とされています[5].

⑤ カルペリチドの投与方法

添付文書には 0.1γ ($\mu g/kg/$分)から開始すると記載がありますが,血圧低下の懸念があるため,実際には低用量(0.0125γ程度)から開始することが推奨されています.

summary　カルペリチドのまとめ

- [x] 心不全発症による代償機構を拮抗する ANP の遺伝子組換え製剤
- [x] 心不全の予後改善のエビデンスは限定的だが,心筋梗塞合併なら有効かもしれない
- [x] 血圧低下に注意して少量から持続静注を開始する必要がある

コラム　カルペリチドと ANP

　カルペリチドとトルバプタンは,日本での独自マーケティング手法により日本の心不全診療に大きく貢献されるようになった薬剤といってよいでしょう.

　特にカルペリチドは,ナトリウムペプチド系の薬剤で特徴的であることに加え,ARNI の出現により,また多系統の神経ホルモン系へのアプローチをより考慮するようになってきている気がします.心不全全体での長期予後に対するランドマーク試験が多く出てくる中で,より細かいコントロールについても薬剤の使い方が工夫されてくるのは心不全に注目が集まっていることの証明にほかならない.

▶ 文献

1) Hata N, Seino Y, Tsutamoto T, et al: Effects of carperitide on the long-term prognosis of patients with acute decompensated chronic heart failure: the PROTECT multicenter randomized controlled study. *Circ J* 2008; **72**: 1787-1793.
2) Kitakaze M, Asakura M, Kim J, et al: Human atrial natriuretic peptide and nicorandil as adjuncts to reperfusion treatment for acute myocardial infarction (J-WIND): two randomised trials. *Lancet* 2007; **370**: 1483-1493.
3) Matsue Y, Kagiyama N, Yoshida K, et al: Carperitide is associated with increased in-hospital mortality in acute heart failure: A propensity score-matched analysis. *J Card Fail* 2015; **21**: 859-864.
4) Mizuno A, Iguchi H, Sawada Y, et al: The impact of carperitide usage on the cost of hospitalization and outcome in patients with acute heart failure: High value care vs. low value care campaign in Japan. *Int J Cardiol* 2017; **241**: 243-248.
5) 日本循環器学会／日本心不全学会：急性・慢性心不全診療ガイドライン（2017年改訂版）．https://www.j-circ.or.jp/cms/wp-content/uploads/2017/06/JCS2017_tsutsui_h.pdf（2024年6月26日閲覧）．

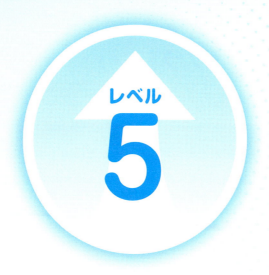

専門家の間でも議論のある薬剤

第2章

レベル5 専門家の間でも議論のある薬剤

21 HCNチャネル阻害薬（イバブラジン）

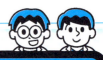

症例

　収縮期血圧200mmHgの高血圧を指摘されているが未治療だった50歳男性（Xさん）．初発のCS1急性心不全で入院中．LVEF 30%程度であり，待機的な虚血精査も検討されている．NPPV装着とニトログリセリンの持続静注，ループ利尿薬の静注で治療を開始した．第3病日に酸素需要が消失した．経過中に140拍/分(bpm)の頻脈性心房細動となってしまい，β遮断薬の投与を開始・増量している．

頻脈性心房細動のレートコントロールに難渋している患者さん(Xさん)がいるんです．インターネットで調べてみたら，新薬のイバブラジン（コララン®）が脈拍数を落として心不全に有効という記事を見たんですけど，いかがでしょうか？

お！　自分で薬剤を調べて素晴らしい姿勢だね！　イバブラジンは確かに脈拍数を落とす薬なんだけど，実は心房細動には使用しないんだ．作用機序を知ると，よく理解できるよ！

① イバブラジンの使いドコロ

　心不全に対する標準治療が十分行われている，洞調律かつ心拍数75bpm以上のHFrEF患者に対して投与を検討します．

② イバブラジンの作用機序

　イバブラジンは，一言でいうと，「心収縮力を落とさずに心拍数を減らす

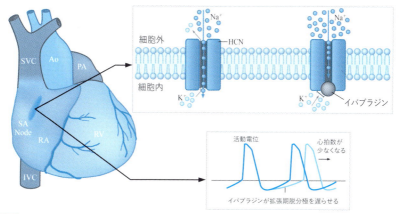

図1 イバブラジンの作用機序
SVC：上大動脈，Ao：大動脈，PA：肺動脈，RV：右心室，RA：右心房，SA Node：洞結節，IVC：下大動脈．
(Koruth JS, et al: J Am Coll Cardiol 2017; **70**: 1777-1784.)

薬剤」です．洞結節に発現している過分極活性化環状ヌクレオチド依存性（HCN）チャネルを選択的に阻害します．心臓のペースメーカー電流である過分極活性化陽イオン電流（If）を抑制し，心拍数が低下します（図1）[1]．

　従来の心拍数を低下させる薬剤としては，β遮断薬，Ca拮抗薬，ジゴキシンが挙げられます．β遮断薬とCa拮抗薬は心収縮力も低下させ，ジゴキシンはやや心収縮力を高めるとされています．ジゴキシンは，房室結節の機能を抑制するため，頻脈性心房細動に有効ですが，イバブラジンは，洞結節に作用するため，洞性頻脈に対して効果を発揮することに注意が必要です．したがって，本症例のように心房細動の場合はイバブラジンは適応がないということになります．

③ イバブラジンの適応疾患

　洞調律かつ投与開始時の安静時心拍数が75bpm以上の慢性心不全．ただし，β遮断薬を含む慢性心不全の標準的な治療を受けている患者に限る．

イバブラジンの心不全へのエビデンス

　そもそも心拍数は，心不全の予後とどのようにかかわってきたのでしょうか．

　1993年のフラミンガム研究では，一般人口5,209人を対象とした観察研究を行い，心拍数の上昇は総死亡および心血管死のリスクが増加すると報告しています[2]．

　2015年のスウェーデン心不全レジストリからの報告では，洞調律でLVEF 40%以下の心不全症例11,466例を対象とした観察研究を行いました[3]．観察期間の中央値は2.4年で，心拍数が高いほど死亡率が高いことが示されました．

　以上の研究から，洞調律であっても心拍数を低い値で保つことの有用性が注目されるようになりました．

　心不全患者の心拍数管理においては，β遮断薬が中心的な役割を果たしてきました．しかし，β遮断薬は陰性変力作用も有するため十分量を投与できない患者も存在し，β遮断薬のみでは心拍数コントロールが不十分な患者も少なくありませんでした．そこで，心収縮力や血圧に影響を与えることなく選択的に心拍数を低下させる新しい治療選択肢として，イバブラジンの臨床応用が期待されるようになりました．

　2008年のBEAUTIFUL試験では，LVEF 40%以下かつ左室拡張末期径56mm以上で，安静時60bpm以上の洞調律であり，冠動脈疾患を有する心不全患者10,917例を対象として，イバブラジン群とプラセボ群を比較しました[4]．観察期間の中央値は19か月で，心血管死，心筋梗塞もしくは心不全による入院率は15.4%対15.3%（$p = 0.94$）と有意差を認めませんでした．安静時70bpm以上の患者のみを対象としたサブグループ解析では，心血管死，心筋梗塞もしくは心不全による入院率は17.2%対18.5%（$p = 0.17$）と有意差を認めませんでしたが，心筋

梗塞による入院(HR 0.64, 95%CI 0.49-0.86, $p = 0.001$)や冠動脈血行再建(HR 0.70, 95%CI 0.52-0.93, $p = 0.016$)などの心血管イベントリスクにおいてはイバブラジン群で有意に低下しました.

2010年のSHIFT試験では，LVEF 35%以下でNYHA心機能分類II〜IV，安静時70bpm以上の洞調律である心不全患者6,558例を対象として，イバブラジン群とプラセボ群を比較しました[5]．観察期間の中央値は23か月で，心血管死および心不全による入院率は24%対39%($p<0.0001$)とイバブラジン群で有意に低下しました．また，安静時77bpm以上の群と安静時77bpm未満の群を比較したところ，安静時77bpm以上の群で有意に心血管死および心不全による入院率は低下しました(HR 0.75対0.93, $p = 0.029$).

2019年には，SHIFT試験が日本人にも適用できるか調査したJ-SHIFT試験が実施されました．LVEF 35%以下でNYHA心機能分類II〜IV，安静時75bpm以上の洞調律である心不全患者254例を対象として，イバブラジン群とプラセボ群を比較しました[6]．観察期間の中央値は19.6か月で，心血管死および心不全による入院率は20.5%対29.1%($p = 0.1179$)と，イバブラジン群で低下する傾向は見られたものの，明らかな有意差を認めませんでした．また，心血管死単独では5.5%対6.3%($p = 0.9972$)と有意差を認めませんでしたが，心不全による入院率は15.7%対28.3%($p = 0.0242$)とイバブラジン群で有意に低下しました．

これらの研究結果を踏まえて，日本循環器学会/日本心不全学会合同ガイドライン『2021年JCS/JHFSガイドライン フォーカスアップデート版 急性・慢性心不全診療』においても，「最適な薬物治療(最大量あるいは最大忍容量のβ遮断薬，ACE阻害薬またはARB，およびMRA)にもかかわらず症候性で，洞調律かつ心拍数≧75拍/分のHFrEF(LVEF≦35%)患者において」使用を考慮することがClass IIaで推奨されています[7].

④ イバブラジンの有害事象

　光視症や霧視，心房細動に注意しましょう．イバブラジンによる心房細動の発症機序にはいくつかの仮説があります．その一つとして，イバブラジンが阻害する過分極活性化内向き電流(If)チャネルが，洞結節だけでなく，心房細動の発症源とされる肺静脈周囲の筋層にも多く存在していることがリスク因子として挙げられています[8]．β遮断薬と異なり，血圧低下や心抑制作用は少ないとされています[9]．

⑤ イバブラジンの投与方法

　1回2.5mg 1日2回内服で開始します．心拍数を見ながら1回7.5mg 1日2回を目標として適宜増量します．基本的には心拍数は60bpm程度を目指します．

> **summary　イバブラジンのまとめ**
> - ☑ 心収縮力を落とさずに洞性頻脈を改善する新薬
> - ☑ エビデンスは限定的だが，標準的な心不全治療薬投与下のHFrEFで75bpm以上の洞性頻脈の場合には有効かもしれない
> - ☑ 光視症や霧視，不整脈などに注意して使用すること

> **コラム**　**イバブラジンが与えてくれた示唆**

　イバブラジンは，過分極活性化環状ヌクレオチド依存性（HCN）チャネルに対する薬剤で，そもそもこんなチャネルは私はイバブラジンがでてこなければ全く知りませんでした．薬剤が市場にでてくるということは，臨床現場の医療従事者にとって薬理学のみならず，生理学的なメカニズムも再度考えさせられるよい機会だと思います．イバブラジンが医療従事者に与えてくれた示唆は多くありますが，紙面の都合上2つ紹介しましょう．

　まず，このHCNチャネルの存在です．この薬剤がなければ知らなかった人も多いのではないでしょうか？　脈拍数を抑える，洞結節に影響を与えるという極めて抗不整脈薬に類似する一方，アミオダロンのところで触れた，Sicilian Gambitによる薬剤分類のチャネルにはないという特徴があります．つまり，HCNチャネルは今のところ心不全の薬剤として位置づけられていますが，実際には房室結節にも影響するため，抗不整脈薬という位置づけにもみえます．新しい薬剤が臨床現場に位置づけられたときに，われわれは既存の枠組みを破壊される可能性を感じるし，HCNチャネルは神経系に影響も与える可能性も示唆されているので，今後は抗不整脈薬とか抗心不全薬というわかりやすい分類も新しい分類に変わってくるかもしれません．面白いです．

　2つ目は，洞調律の心拍数抑制に関しての知見です．β遮断薬が心不全（特にHFrEF）の予後改善に貢献されるということにはすでに言及しました．通常は歴史的な流れから交感神経の抑制効果が強いと考えられていました．しかし，心拍数抑制自体も予後改善に寄与できるということを明確にイバブラジンにより示されているように思いますし，心不全というものに向き合うときにみえないホルモンと交感神経，みえる心拍数ということで，時代も変われば先にβ遮断薬が少量投与され，イバブラジンで心拍数のコントロールなどのほうが先にマネジメントされてしまうような面白い流れもありえるかもしれません．

▶ 文献

1) Koruth JS, Lala A, Pinney S, et al: The clinical use of ivabradine. *J Am Coll Cardiol* 2017; **70**: 1777-1784.
2) Gillman MW, Kannel WB, Belanger A, et al: Influence of heart rate on mortality among persons with hypertension: the Framingham Study. *Am Heart J* 1993; **125**: 1148-1154.
3) Li SJ, Sartipy U, Lund LH, et al: Prognostic significance of resting heart rate and use of β-blockers in atrial fibrillation and sinus rhythm in patients with heart failure and reduced ejection fraction: Findings from the Swedish Heart Failure Registry. *Circ Heart Fail* 2015; **8**: 871-879.
4) Fox K, Ford I, Steg PG, et al: Ivabradine for patients with stable coronary artery disease and left-ventricular systolic dysfunction（BEAUTIFUL）: A randomised, double-blind, placebo-controlled trial. *Lancet* 2008; **372**: 807-816.
5) Swedberg K, Komajda M, Böhm M, et al: Ivabradine and outcomes in chronic heart failure（SHIFT）: a randomised placebo-controlled study. *Lancet* 2010; **376**: 875-885.
6) Tsutsui H, Momomura SI, Yamashina A, et al: Efficacy and safety of ivabradine in Japanese patients with chronic heart failure - J-SHIFT Study. *Circ J* 2019; **83**: 2049-2060.
7) 日本循環器学会／日本心不全学会：2021 年 JCS／JHFS ガイドラインフォーカスアップデート版急性・慢性心不全診療．https://www.j-circ.or.jp/cms/wp-content/uploads/2021/03/JCS2021_Tsutsui.pdf（2024 年 9 月 9 日閲覧）．
8) Tanboğa İH, Topçu S, Aksakal E, et al.: The risk of atrial fibrillation with ivabradine treatment: a meta-analysis with trial sequential analysis of more than 40000 patients. *Clin Cardiol* 2016; **39**: 615-620
9) Williams MR: The CARVIVA HF trial- Is the devil in the detail? *Int J Cardiol* 2019; **274**: 260.

第2章 22 GLP-1 受容体作動薬

レベル5 専門家の間でも議論のある薬剤

症例

心筋梗塞に対して PCI 施行歴があり，低左心機能(LVEF 35%)を背景とした慢性心不全のある 85 歳男性(Y さん)．170cm 120kg と高度肥満および 2 型糖尿病がある．今回，誤嚥性肺炎を契機とした慢性心不全の増悪で救急搬送された．ARNI と MRA，SGLT2 阻害薬，β遮断薬が導入されている．誤嚥性肺炎に対する抗菌薬加療は終了し，酸素需要も消失を認め第 10 病日に退院したものの，退院後も労作時呼吸困難と下腿浮腫が残存している．

心不全に対して標準的な治療を十分行っているのですが，なかなか心不全がよくなりきりません．どうしたらいいでしょうか．

GLP-1 受容体作動薬を使用してみようか．

あれ，糖尿病治療薬ですよね？ HbA1c は 6.1% と血糖管理は良好のようです．

最新の研究で，糖尿病の有無によらず高度肥満のある心不全患者に対しては有効性が示唆されているんだ．

なるほど……！ SGLT2 阻害薬と似たトレンドですね！

レベル5：専門家の間でも議論のある薬剤：22 GLP-1 受容体作動薬

① GLP-1 受容体作動薬の使いドコロ

最近の研究で糖尿病の有無によらず高度肥満のある心不全患者に対しては有効性が示唆されていますが,保険適用はあくまで 2 型糖尿病と肥満症なので,さらなるエビデンスの集積が待たれます.

② GLP-1 受容体作動薬の作用機序

GLP-1 受容体作動薬は,膵臓の β 細胞内の GLP-1 受容体に結合し,アデノシン三リン酸(ATP)から環状アデノシン一リン酸(cAMP)の産生を促進させることにより,グルコース濃度依存的にインスリンを分泌させます(図 1)[1].さらに,血糖値が高い場合にはグルカゴン分泌を抑制する作用を有しています.

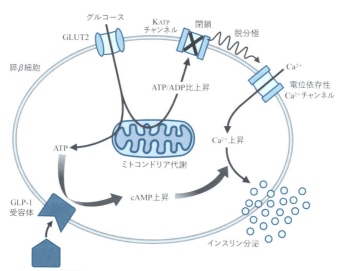

図1 GLP-1 受容体作動薬の作用機序
GLP-1:グルカゴン様ペプチド -1,GLUT:グルコース輸送体,K_{ATP} チャネル:ATP 感受性カリウムチャネル,ATP:アデノシン三リン酸,ADP:アデノシン二リン酸,cAMP:環状アデノシン一リン酸.
(ノボ ノルディスク ファーマ:オゼンピック® 医薬品インタビューフォーム).

GLP-1受容体作動薬は，血圧やLDLコレステロール，肥満といった高血糖以外の心血管疾患のリスク因子に関しても改善する効果が期待され，このような改善効果が複合的に作用して心血管イベントの抑制に寄与する可能性が考えられます[2]．しかし，現時点では詳細な作用機序は解明されていません．

③ GLP-1受容体作動薬の適応疾患

2型糖尿病，肥満症．

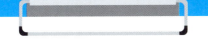

▌GLP-1受容体作動薬の心不全へのエビデンス

1．2型糖尿病患者を対象とした研究

　2019年に発表されたメタ解析では，2型糖尿病患者を対象とした7つの大規模臨床試験を評価し，GLP-1受容体作動薬が心不全入院のリスクを9%（$p=0.028$）有意に低下させることが示唆されました[3]．しかし，このうちHarmony Outcome試験を除く6つの試験では，心不全入院リスクの低下は統計学的に有意ではありませんでした．

2．心不全患者を対象とした研究

　GLP-1受容体作動薬の心不全患者に対する直接的な効果を検討した試験も報告されています．

　2023年に発表されたSTEP-HFpEF試験では，LVEF 45%以上でNYHA心機能分類Ⅱ～Ⅳ，BMIが30以上ある心不全患者529例を対象として，セマグルチド（オゼンピック®）群とプラセボ群を比較しました[4]．観察期間は52週間で，セマグルチド群で体重減少，6分間歩行距離，KCCQ-CSS（心不全患者の症状，身体機能，QOLの指標）いずれも有意に改善しました．

同年発表された SELECT 試験では，BMI 27 以上の心血管疾患を有する非糖尿病患者を対象として，セマグルチド群とプラセボ群を比較しました[5]．平均観察期間は 39.8 か月で，心血管死および死亡に至らなかった心筋梗塞や脳卒中発症率が 6.5% 対 8.0%（$p < 0.001$）と，セマグルチド群で有意に低下しました．こちらも BMI の平均値は 33.3 と高値ですが，少なくとも高度肥満患者においては糖尿病の有無によらず心血管リスクを低下させるということは示唆されています．

　2024 年 11 月には SUMMIT 試験が発表されました．LVEF 50% 以上で BMI が 30 以上ある心不全患者 731 例を対象として，チルゼパチド群とプラセボ群を比較しました．平均観察期間は 104 週間で，心血管死および心不全増悪率が 9.9% 対 15.3%（$p = 0.026$）とチルゼパチド群で有意に低下しました[6]．

　いずれも主に BMI 30 以上の高度肥満症例に限定されたエビデンスであり，そのまま日本人に当てはめることは困難であることに注意が必要と考えられますが，今後のさらなるエビデンスの集積が期待されます．

④ GLP-1 受容体作動薬の有害事象

　嘔気・嘔吐などの消化器症状が多く見られます．また，GLP-1 受容体作動薬の重要な有害事象として腸閉塞が知られています．高度の便秘，腹部膨満，持続する腹痛，嘔吐等，腸閉塞が疑われる場合は投与を中止し，適切な処置を行う必要があります．そのほか，低血糖や膵炎，めまい，頭痛，疲労感の出現に注意を要します．

⑤ GLP-1 受容体作動薬の投与方法

　皮下注射薬剤と内服薬があります．皮下注射薬剤としては，デュラグルチド（トルリシティ®），リラグルチド（ビクトーザ®），チルゼパチド（マンジャ

ロ®），セマグルチド，リキシセナチド（リスキミア®），エキセナチド（バイエッタ®）などがあり，内服薬としては，セマグルチド（リベルサス®）があります．

　心不全治療薬として適切な用量はまだ確立していません．前述の通り，セマグルチドの心不全に対する有効性が示唆されてきましたが，これらの試験で使用されたセマグルチドの用量は 2.4mg 週1回皮下注投与です．日本における2型糖尿病に対する用量が 0.5mg 週1回（最大 1mg 週1回）であることからも，安全性含めさらなる検証が必要でしょう．

> **summary** **GLP-1 受容体作動薬のまとめ**
> - ☑ 多面的な作用機序によって心不全患者の長期予後を改善する可能性があるが，直近，糖尿病の有無によらず肥満患者において心血管リスクを減らす可能性が示唆されている
> - ☑ 今後のエビデンスの集積が待たれる

コラム　Cardio-Kidney-Metabolic health

　2023年は GLP-1 で循環器業界に激震が走りました．肥満薬の GLP-1 が心不全に対しての効果，特に HFpEF に効果があるということですので肥満の Phenotype という表現からもみえるように，SGLT2 阻害薬に続く大きな事件でした．

　SGLT2 阻害薬も含めて今は腎臓，内分泌的な要素を考慮した Cardio-Kidney-Metabolic health に関しての総説も"Circulation"から Publish されるところまできています[7]．

　実際に日本学術会議でも循環器・腎・内分泌部会として提言に向けてどのような医療の将来像が考えられるか，このあたりが議論されているところで非常に興味深い領域だと考えられています．

▶ 文献

1) ノボ ノルディスク ファーマ：オゼンピック®皮下注2mg医薬品インタビューフォーム．https://www.info.pmda.go.jp/go/interview/1/620023_2499418G4027_1_004_1F.pdf（2024 年 9 月 9 日閲覧）．
2) Sun F, Wu S, Wang J, et al: Effect of glucagon-like peptide-1 receptor agonists on lipid profiles among type 2 diabetes: a systematic review and network meta-analysis. *Clin Ther* 2015; **37**: 225-241.e8.
3) Kristensen SL, Rørth R, Jhund PS, et al: Cardiovascular, mortality, and kidney outcomes with GLP-1 receptor agonists in patients with type 2 diabetes: a systematic review and meta-analysis of cardiovascular outcome trials. *Lancet Diabetes Endocrinol* 2019; **7**: 776-785.
4) Kosiborod MN, Abildstrøm SZ, Borlaug BA, et al: Semaglutide in patients with heart failure with preserved ejection fraction and obesity. *N Engl J Med* 2023; **389**: 1069-1084.
5) Lincoff AM, Brown-Frandsen K, Colhoun HM, et al: Semaglutide and cardiovascular outcomes in obesity without diabetes. *N Engl J Med* 2023; **389**: 2221-2232.
6) Packer M, Zile MR, Kramer CM, et al.: Tirzepatide for Heart Failure with Preserved Ejection Fraction and Obesity. *N Engl J Med* 2024. doi: 10.1056/NEJMoa2410027. Epub ahead of print. PMID: 39555826.
7) Ndumele CE, Rangaswami J, Chow SL, et al.: Cardiovascular-Kidney-Metabolic health: a presidential advisory from the American Heart Association. *Circulation* 2023; **148**: 1606-1635.

第2章

レベル5 専門家の間でも議論のある薬剤

23 sGC刺激薬（ベルイシグアト）

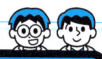

症例

心筋梗塞に対してPCI施行歴があり，低左心機能（LVEF 35%）を背景とした慢性心不全のある85歳男性（Yさん）．今回，誤嚥性肺炎を契機とした慢性心不全の増悪で救急搬送された．ARNIとMRA，SGLT2阻害薬，β遮断薬が導入されている．誤嚥性肺炎に対する抗菌薬加療は終了し，酸素需要も消失認め第10病日に退院したものの，退院後1年間外来フォローしているが，労作時呼吸困難と下腿浮腫が残存している．

> HFrEFとして標準的な治療を十分に行っているのですが，なかなか心不全がよくなりきりません．どうしたらいいでしょうか．

> ベルイシグアト（ベリキューボ®）を試してみようか．HFrEFに対するエビデンスが蓄積されてきている薬剤なんだ．低血圧やめまいに注意して投与開始してみよう．

① sGC刺激薬の使いドコロ

HFrEF患者の予後改善が示唆されています．日本ではすでに慢性心不全の標準的な治療を受けている患者に限って，保険適用されており，HFrEFに対する新しい治療選択肢として期待されています．

② sGC刺激薬の作用機序

ベルイシグアトは，可溶性グアニル酸シクラーゼ（sGC）を活性化させる

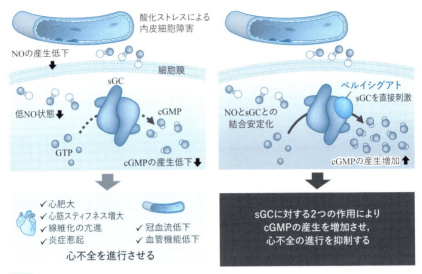

図1 sGC刺激薬の作用機序
NO：一酸化窒素，sGC：可溶性グアニル酸シクラーゼ，cGMP：環状グアノシン一リン酸，GTP：グアノシン三リン酸.
(バイエル薬品：ベリキューボ®医薬品インタビューフォーム)

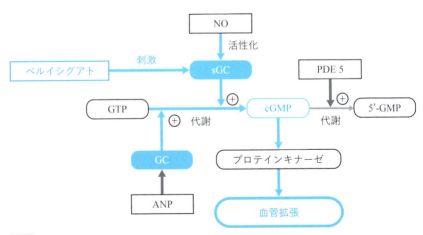

図2 ベルイシグアトの作用カスケード
NO：一酸化窒素，sGC：可溶性グアニル酸シクラーゼ，GC：(膜結合型)グアニル酸シクラーゼ，PDE 5：ホスホジエステラーゼ，ANP：心房性(A型)ナトリウム利尿ペプチド

sGC 刺激薬です．選択的かつ特異的に sGC に結合し，sGC を直接刺激する作用と，内因性一酸化窒素（NO）に対する sGC の感受性を高める作用の 2 つの作用機序により，濃度依存的に環状グアノシン一リン酸（cGMP）の産生を増加させます（図 1）[1]．cGMP シグナルの低下は，心筋および血管の機能不全の一因となり，さらなる心不全の悪化をもたらすことから，sGC 刺激による NO-sGC-cGMP 経路の活性化は，慢性心不全の病態進行の抑制に寄与すると考えられています（図 2）[2]．

③ sGC 刺激薬の適応疾患

慢性心不全．

sGC 刺激薬の心不全へのエビデンス

2015 年に発表されたベルイシグアトの第 II 相 RCT である SOCRATES-REDUCED 試験では，LVEF 45% 以下の心不全患者 456 例を対象として，4 段階の用量のベルイシグアト群とプラセボ群を比較しました．ベルイシグアトの用量と NT-proBNP 値の低下の程度には用量依存関係が有意に認められました[3]．

2020 年には第 III 相プラセボ対照 RCT である VICTORIA 試験が発表されました[4]．LVEF 45% 以下で NYHA 心機能分類 II～IV の心不全患者 5,050 人を対象として，ベルイシグアト群とプラセボ群を比較しました．観察期間の中央値は 10.8 か月で，心血管死および心不全による入院率は 35.5% 対 38.5%（$p = 0.02$）とベルイシグアト群で有意に低下しました．ただし，ベルイシグアトの有意な効果が認められていたのは，患者全体の 3/4 を占める NT-proBNP 5,314pg/mL 以下の患者であったことから，NT-proBNP 値の著明な上昇を認める重症心不全に至る前に治療を開始することが望ましいと考えられています．

また，同年に発表された第II相RCTであるVITALITY-HFpEF試験では，LVEF 45%以上でNYHA心機能分類II〜IIIの心不全症例789例を対象として，ベルイシグアト群とプラセボ群を比較しました[5]．治療後24週時のカンザスシティ心筋症質問票身体活動スコア（KCCQ PLS）の変化量と6分間歩行試験が評価されましたが，いずれも有意差を認めませんでした．

　これらのエビデンスをもとに，日本でもHFrEF患者に対するベルイシグアトの使用が保険適用となっています．

④ sGC刺激薬の有害事象

　頻度が多いのが低血圧で，そのほか1〜10%で浮動性めまいも報告されています．

⑤ sGC刺激薬の投与方法

　ベルイシグアトは1回2.5mgを1日1回から開始し，2週間ごとで1回投与量を5mg，10mgと段階的に増量します．なお，血圧など患者の状態に応じて適宜減量します．

---

summary　sGC刺激薬のまとめ

- ☑ HFrEFに対して有効性が示唆されている薬剤
- ☑ 低血圧や浮動性めまいなどの有害事象に注意が必要
- ☑ さらなるエビデンスの集積が待たれる

> **コラム** 結局，神経ホルモン系

　繰り返し述べていることですが，現代の HF 薬物療法は神経ホルモン系を拮抗させることを目的としています．sGC 刺激薬は，本項で説明された通り NO–sGC–cGMP 経路へのアプローチとなります．

　興味深いことに，心筋収縮力の上昇と血管拡張作用の両方でマクロには心不全へ効果を示すと考えられていると思います．

　実際の臨床現場では，Fantastic four をはじめとした薬剤導入後の検討となることが多いですが，心不全の細かいメカニズムを薬剤を使用しながら勉強してゆくことは，おそらく今後の心不全に対する理解が深まると思います．

▶ 文献

1) バイエル薬品：ベリキューボ®錠 2.5mg，同 5mg，同 10mg 医薬品インタビューフォーム．https://www.info.pmda.go.jp/go/interview/1/630004_2190042F1021_1_001_1F.pdf（2024 年 9 月 9 日閲覧）．
2) Stasch JP, Pacher P, Evgenov OV: Soluble guanylate cyclase as an emerging therapeutic target in cardiopulmonary disease. *Circulation* 2011; **123**: 2263-2273.
3) Gheorghiade M, Greene SJ, Butler J, et al: Effect of vericiguat, a soluble guanylate cyclase stimulator, on natriuretic peptide levels in patients with worsening chronic heart failure and reduced ejection fraction: The SOCRATES-REDUCED randomized trial. *JAMA* 2015; **314**: 2251-2262.
4) Armstrong PW, Pieske B, Anstrom KJ, et al: Vericiguat in patients with heart failure and reduced ejection fraction. *N Engl J Med* 2020; **382**: 1883-1893.
5) Armstrong PW, Lam CSP, Anstrom KJ, et al: Effect of vericiguat vs placebo on Quality of Life in patients with heart failure and preserved ejection fraction: The VITALITY-HFpEF randomized clinical trial. *JAMA* 2020; **324**: 1512-1521.

第2章 エピローグ

24 まとめ：処方薬から患者の病態を推し量る

症例

　80歳の夫と同居しており，要介護1，認知機能が低下している83歳女性．今回，発熱と呼吸困難を主訴に土曜日の夜に救急搬送となった．詳細な既往歴は不明．夫曰く，5年前に心臓の血管に"金属の筒"を入れたことがあり，下肢が浮腫んだり息切れが出ることが多く，循環器内科のクリニックに通院中であるという．ここ1か月，飲み込む力が落ちてきていて，よく食事中にむせこんでいるという．

- 来院時意識 JCS1，体温 38.8 ℃，血圧 95/40mmHg，脈拍 50 回・不整（心房細動），呼吸数 24 回 / 分，SpO₂ 96%（nasal cannula2L）．
- 診察上，頸静脈怒張あり，心音不整，心雑音なし，右下肺に coarse crackles を聴取，両側下腿に圧痕性浮腫あり．
- 血液検査では WBC 18,000, CRP 10mg/dL, BUN 60mg/dL, Cr 1.4mg/dL, NT-proBNP 4,000pg/mL, トロポニン T 0.01ng/mL, CK 30 U/L, CK-MB 3 U/L．
- 胸部単純 CT では気管支内に喀痰貯留あり，右下葉に consolidation あり，両肺上葉優位のすりガラス陰影あり．両側下腿に圧痕性浮腫あり．

どうやら誤嚥性肺炎を契機としたうっ血性心不全のようだね．

明日は日曜なので，月曜まで診療情報提供書を待たないといけませんね．困りました……．

そんなことはないよ！　この患者さんの持参薬から，ある程度，病態を推測することができるはずだ．一緒に考えてみよう．

実際の症例を目の当たりにしたときに，具体的にどんなふうに考えたらいいでしょうか．

【お薬手帳】
アスピリン 100mg 1回1錠 1日1回朝食後
ボノプラザン 10mg 1回1錠 1日1回朝食後
アゾセミド 30mg 1回1錠 1日1回朝食後
エナラプリル 2.5mg 1回0.5錠 1日1回朝食後
カルベジロール 1.25mg 1回0.5錠 1日1回朝食後
スピロノラクトン 25mg 1回0.5錠 1日1回朝食後
ダパグリフロジン 10mg 1回1錠 1日1回朝食後
ジゴキシン 0.125mg 1回1錠 1日1回朝食後
ピモベンダン 2.5mg 1回1錠 1日2回朝・夕食後
エドキサバン 30mg 1回1錠 1日1回朝食後

えっと……，まず，アスピリンを内服していて，5年前に PCI 施行歴があるので，心筋梗塞や狭心症の既往がありそうです．

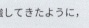

その通りだね！　他にはどうかな？　一緒に勉強してきたように，LEVEL ごとに見ていこうか．

そうでした！　LEVEL1 は……，アゾセミドですね！

そうだね！　長時間作用型のループ利尿薬で，長期で見たときにフロセミドと比較して心血管イベントが減らせるかもしれない薬剤だったね．慢性心不全がありそうだね．

エピローグ：24 まとめ：処方薬から患者の病態を推し量る　173

LEVEL2は……，ACE阻害薬のエナラプリル，β遮断薬のカルベジロール，SGLT2阻害薬のダパグリフロジン，MRAのスピロノラクトンでしょうか？

素晴らしい！　これらは心不全の予後を改善する代表的な心保護薬だね．そうなると，この患者さんの心機能はどれくらいのものだろうか？

ええっと……，確かACE阻害薬/ARB，β遮断薬，MRAは，HFmrEFやHFpEFではエビデンスに乏しいとされていて，SGLT2阻害薬が幅広いLVEFで有効性が示されているんでしたっけ．となると，HFrEFの可能性が高いでしょうか．

よく復習できているね．HFrEFを疑うべきだね．それは実際に心エコーを当ててみて後で確認してみよう．

あれ，でもFantastic Fourで考えると，ACE阻害薬のエナラプリルからARNIのサクビトリルバルサルタンに変更したほうがいいですよね？

いいところに気がついたね．ちょっと話がずれるけど，それぞれの心保護薬の用量にも着目してみようか．

エナラプリル1.25mg，カルベジロール0.625mg，スピロノラクトン12.5mg……，どれも最小用量ですね．

その通り！　ここからどんなことが推測される？

心保護薬は忍容性がある限り増量することが重要だったと思うので，血圧や脈拍として忍容性があまりなかったのではないでしょうか？

そうだね．低血圧でギリギリ心保護薬を足してきた経過があるのかもしれないね．

なるほど……！ ARNIは降圧効果が強いと習ったので，もしかしたら血圧が低いためにARNIへの切り替えが難しかったのかもしれないってことでしょうか？

ARNIへの切り替えが血圧の問題で見送られている可能性はありそうだね！ ちなみに，ARNI発売当初はアミロイドβの蓄積によって認知症のリスクを高める恐れがあるとされて認知機能が低下している高齢者には使用しづらいと考えられていた時期もあったんだ．現在はその懸念が払拭されている[1]ので，多くの循環器内科医は気にしていないけどね．残りの薬はどうだろうか．

あとはLEVEL3のジゴキシンとピモベンダンが入っていますね．来院時心房細動でありジゴキシンが入っているということは，もともと心房細動ってことですかね．

DOACであるエドキサバン（リクシアナ®）も内服していて，確かに心房細動はもともと指摘されていそうだね．ジゴキシンは陰性変時作用と陽性変力作用を兼ね備えた薬剤だったよね．低左心機能が低下して血圧も低値であったために，心房細動のレートコントロールとしてβ遮断薬を増量するよりもジゴキシン導入が選択されたのかもしれないね．ベースの腎機能はわからないけど，来院時Cr 1.3と腎機能障害があるから，念のためジゴキシン濃度も測定しておこうか．

はい！ そうします！ 最後はピモベンダンですね．重症の低心機能例でドブタミンなどの点滴強心薬からの離脱目的で使用されることが多いと習いました．

いいね！ 今回のエピソード以前に，ポンプ失調で強心薬が使用されて離脱に難渋した病歴があったのかもしれない．これらを踏まえると，どんな患者像が浮かび上がってくるかな？

そうですね…… 高齢女性で，心筋梗塞後の HFrEF があり，低血圧のため心保護薬が最小量での使用にとどまっている．心房細動の合併もあり頻脈性心房細動の管理に苦慮した病歴がある可能性がある．経口強心薬の使用から，過去に強心薬依存の重症エピソードを繰り返していたのかもしれない，といった患者像が浮かび上がってきました．

素晴らしい！ もちろん確定はできないけれど，限られた情報から患者背景を探るという視点は大切だね．心血管イベント歴もありそうだから慎重な全身管理が求められるね．今回は常用薬を LEVEL1 からひも解いてきたけども，ピモベンダンなど軽度の心不全患者では処方されない LEVEL の高い薬剤から考えた方が，臨床現場では患者の全体像をより迅速に把握することができるんだ．慣れてきたらぜひ実践してみよう．

処方薬から患者の病態を推し量ることの重要性がよくわかりました．薬剤の知識はよりよい診療に直結するんですね！

その通り．ポリファーマシーへの警鐘が鳴らされる昨今，お薬手帳から文脈・患者背景を推察するスキルは医療者に求められる素養といえるだろう．これからも一緒に勉強を深めていこう．

おわりに

　本書の総まとめとして，一つの救急症例を取り上げ，診療情報が乏しい中でお薬手帳から患者像を探るという，臨床的な思考プロセスを対話形式で提示しました．薬剤の知識が断片的な情報から全体像を構築するためにいかに役立つかを実感していただければと思います．

このように処方薬から病態生理を探るというアプローチは，救急診療や初診外来など情報が限られた場面で威力を発揮します．もちろん確定診断には至りませんが，ある程度患者像を想定して検査計画を立てたり，リスク評価をしたりすることは可能になるでしょう．薬剤と疾患をリンクさせる力を養うことが，未知の症例に立ち向かう際の強力な武器になります．机上の学習に終始せず，実診療での活用を念頭に置いて知識を整理していくことが肝要といえます．

　冒頭でお示ししたお薬手帳の薬剤を再度見ていただくと，本書で解説した内容が復習できるかと思います．抗血小板薬(アスピリン)と心保護薬(エナラプリル，カルベジロール，スピロノラクトン)の存在から心筋梗塞の治療歴を推察したり，強心薬(ピモベンダン)の使用からポンプ失調のリスクを読み取ったりと，処方薬から患者の状態を探るということを一緒に考えてみました．もちろん，心不全治療薬の全てを網羅し，自ら処方できるようになることは容易ではありません．しかし，心不全治療薬のエッセンスを理解し，患者の状態を適切に評価できるようになることは，心不全診療に携わる全ての医療者にとって重要なスキルといえるでしょう．

　心不全の診断と治療，そして心不全治療薬について，体系的に学ぶことができたのではないでしょうか．薬剤が多彩になり，敬遠されがちな心不全診療ですが，ぜひ本書を通じて心不全治療薬へのハードルが下がり，よりよい心不全診療を実践するための一助となれば幸いです．

　本書が読者の方々にとって，明日からの診療に役立つ実践的な知見を提供できていれば幸いです．心不全領域は日進月歩であり，常にアンテナを高くして新しいエビデンスを取り入れていく姿勢が大切です．ここで得た知識を実臨床で活用し，よりよい心不全診療に役立てていただくことを心より願っております．

▶ 文献

1) Galo J, Celli D, Colombo R: Effect of Sacubitril/Valsartan on Neurocognitive Function: Current Status and Future Directions. *Am J Cardiovasc Drugs* 2021; **21**: 267-270.

索　引

和文索引

あ行

アジルサルタン ……… 55
アゼルニジピン ……… 112
アゾセミド ……… 27, 28
アダラート® ……… 112
アテレック® ……… 112
アドレナリン受容体 … 71
アミオダロン …… 122, 126
　　―の投与方法 …… 125
アミロイドーシス …… 114
アムロジピン …… 112, 113
アルダクトン® ……… 76
アルドステロン ……… 77
アンカロン® ……… 122
イバブラジン ……… 154
　　―の作用機序 …… 155
　　―の投与方法 …… 158
イルベサルタン ……… 54
飲水制限 ……… 118
右心不全 ……… 6
エキセナチド ……… 163
エサキセレノン ……… 80
エナラプリル …… 42, 46
エプレレノン …… 78, 80
エンパグリフロジン
　　……………… 86, 89
エンレスト® ……… 59
オゼンピック® ……… 162
オノアクト® ……… 128
オルプリノン ……… 141
オルメサルタン ……… 53

か行

画像検査 ……… 11
カプトプリル ……… 51
カプトリル® ……… 51
過分極活性化環状ヌク
　レオチド依存性チャ
　ネル ……… 155
カリウム保持性利尿薬
　　………………… 76
カリクレイン‐キニン
　系 ……… 43
カルブロック® ……… 112
カルベジロール …… 72, 73
カルペリチド ……… 148
　　―の作用機序 …… 149
カンデサルタン …… 53, 55
急性期の薬剤 ……… 20
急性心不全 ……… 12
　　―の治療 ……… 37
クリニカルシナリオ分
　類 ……… 13
経口強心薬 ……… 102
　　―の作用機序 …… 103
　　―の投与方法 …… 106
頸静脈の診察 ……… 9
血液検査 ……… 10
血管拡張薬 ……… 38
血清 Na 濃度 ……… 118
コアテック® ……… 141
高血圧症 ……… 66
高ナトリウム血症 …… 118
抗不整脈薬 ……… 122
抗利尿ホルモン ……… 116
誤嚥性肺炎 ……… 45
コニール® ……… 112
コララン® ……… 154

さ行

サクビトリルバルサル
　タン ……… 59
左心不全 ……… 6
サブスタンス P ……… 45
サムスカ® ……… 118
ジギタリス中毒 ……… 97
シグマート® ……… 35
ジゴキシン …… 94, 98
　　―の作用機序 …… 95
　　―の投与方法 …… 98
ジゴシン® ……… 98
ジヒドロピリジン系
　　……………… 112
ジャディアンス® ……… 86
硝酸イソソルビド
　　……………… 34, 35
硝酸薬 ……… 32
　　―の作用機序 …… 33
　　―の推定法 ……… 10
静脈注射薬剤 ……… 21
ジルコニウムシクロケ
　イ酸ナトリウム水和
　物 ……… 80
ジルチアゼム ……… 112
ジルチアゼム徐放製剤
　　……………… 113
シルニジピン ……… 112
心エコー ……… 12
神経ホルモン系 ……… 170
心原性ショック ……… 114
身体診察 ……… 9
心電図 ……… 12
心拍数管理 ……… 156

心不全 ……………… 2, 65
　―の原因 …………… 4
　―の診断基準 ……… 5
　―のステージ分類
　　　　　……………… 7, 8
　―の増悪因子 ……… 5
　―の定義 …………… 2
心不全治療アルゴリズ
　ム …………………… 16
心不全治療薬の分類 … 21
心保護薬 ……………… 15
水利尿 ………………… 120
スピロノラクトン
　　　　　……………… 76, 79
セマグルチド ……… 162, 163
セララ® ……………… 78
選択的アドレナリンβ_1
　受容体作動薬 ……… 133

た行

ダイアート® ………… 28
ダパグリフロジン
　　　　　……………… 86, 89
チルゼパチド ………… 163
低心拍出症候群 ……… 132
デノパミン … 103, 105, 106
デュラグルチド ……… 163
テルミサルタン ……… 53
ドカルパミン
　　　　　……… 104, 105, 106
　―の作用機序 ……… 104
ドパミン ……………… 143
　―の作用機序 ……… 144
　―の投与方法 ……… 146
ドブタミン ……… 132, 136
　―の作用機序 ……… 133
　―の投与方法 ……… 135
ドブトレックス® …… 132
トラセミド …………… 28
トルバプタン

　　　　　……… 115, 119, 151
トルバプタンリン酸エ
　ステルナトリウム
　　　　　……………… 119
トルリシティ® ……… 163

な行

内因性カテコラミン
　　　　　……………… 144
ニカルジピン
　　　　　……… 32, 36, 112, 113
ニコランジル ……… 35, 36
ニトログリセリン
　　　　　……………… 32, 34, 36
ニフェジピン ……… 112, 113
ニューロタン® ……… 51
ノルバスク® ………… 112

は行

ハーフジゴキシン® … 98
バイエッタ® ………… 163
バソプレシンV_2受容
　体拮抗薬 …………… 115
　―の作用機序 ……… 116
　―の投与方法 ……… 119
バルサルタン ……… 53, 55
ハンプ® ……………… 148
ビクトーザ® ………… 163
非ジヒドロピリジン系
　　　　　……………… 112
ビソプロロール
　　　　　……………… 69, 72, 73
ビソプロロールテープ
　　　　　……………… 72
ピモベンダン
　　　　　……… 103, 105, 106, 107
病歴聴取 ……………… 8
フェニルアルキルアミ
　ン系 ………………… 112
フォシーガ® ………… 86

ブラジキニン ………… 43
フラミンガム研究
　　　　　……………… 5, 156
フロセミド ………… 26, 27
ベニジピン …………… 112
ベプリコール ………… 126
ベラパミル ………… 112, 113
ベリキューボ® ……… 166
ベルイシグアト
　　　　　……………… 166, 169
　―の作用カスケード
　　　　　……………… 167
ペルジピン® …… 32, 112
ヘルベッサー® ……… 112
ベンゾジアゼピン系
　　　　　……………… 112
ヘンレループ ………… 25
包括的高度慢性下肢虚
　血 …………………… 56

ま行・や行

マルチチャネル特性
　　　　　……………… 126
マンジャロ® ………… 163
慢性期管理の薬剤 …… 20
慢性心不全 …………… 13
ミオシン阻害薬 ……… 107
水の再吸収を抑制 …… 25
ミネブロ® …………… 80
ミルリーラ® ………… 140
ミルリノン ……… 140, 141
メインテート® ……… 69
メチルジゴキシン …… 98
メトプロロール ……… 70
用量反応曲線 ………… 29

ら行・わ行

ラシックス® ………… 27
ラニラピッド® ……… 98
ランジオロール ……… 128

179

―の投与方法 130
リキシセナチド 163
リシノプリル 45, 46
リスキミア® 163
リベルサス® 164
リラグルチド 163
ループ利尿薬 24

―の作用機序 25
―の投与方法 28
―の用量反応曲線 29
ルプラック® 28
レオカーナ® 56
レニベース® 42
レニン・アンジオテン

シン・アルドステロン系 43
ロケルマ® 80
ロサルタン
　　　　51, 53, 55, 56
ロンゲス® 45
ワソラン® 112

数字・欧文索引

数字・ギリシャ文字

III 音 9
IV 音 9
β遮断薬 69
　―の投与方法 73

A

ACE 阻害薬 42
　―の作用機序 43
　―の投与方法 46
ADVOR 試験 30
AIRE 試験 47
ANP の遺伝子組換え
　製剤 149
ARB 49
　―の作用機序 50
　―の投与方法 55
　―の特徴 54
ARNI 58
　―の作用機序 59
　―の投与方法 65
ATLAS 試験 45
Australia/New
　Zealand Carvedilol
　試験 71

B

BEAUTIFUL 試験 156
BPLTTC（Blood
　Pressure Lowering
　Treatment Trialists'
　Collaboration） 52
butterfly shadow 11

C

CANVAS プログラム 86
Cardio-Kidney-
　Metabolic health 164
Ca 拮抗薬 109
　―の投与方法 113
CHARM-Added 試験 52
CHARM-Alternative
　試験 52
CHARM-Overall
　Programme 52
CHARM-Preserved
　試験 52
CHF-STAT 試験 124
CIBIS 試験 71
CLTI 56
CONSENSUS 試験 44
COPERNICUS 試験 71
CREDENCE 試験 86

D

DAD-HF 試験 145
DAD-HF II 試験 145
DAPA-HF 試験 64
DECLARE-TIMI58
　試験 86
DELIVER 試験 74, 87
DICTATE-AHF 試験 87
DIG 試験 96
DOSE 試験 26

E

ELISABETH 試験 38
ELITE 試験 51
ELITE II 試験 51
EMIAT 試験 124
EMPA-REG OUT-
　COME 試験 86
EMPEROR-Preser
　ved 試験 87
EMPEROR-Reduced
　試験 86
EMPHASIS-HF 試験
　　　　64, 78
EMPULSE 試験 87
Enhanced deconges-
　tion 30
EPOCH 試験 105
esmolol 131
EVEREST Outcome
　試験 117
EVEREST 試験 120
EXPLORER-HCM
　試験 107

F

FAILURE 5
Fantastic Four 13, 63
FIDELIO-DKD 82
FINEARTS-HF 試験
.... 82
FIRST 試験 134

G

GALACTIC 試験 38
GESICA 試験 124
GLP-1 受容体作動薬
.... 160
　―の作用機序 161
　―の投与方法 163

H

Harmony Outcome
　試験 162
HCN チャネル 155
HCN チャネル阻害薬
.... 154
HFmrEF 15
HFpEF 14
HFrEF 14

J・K・L

J-Land 試験 129
J-SHIFT 試験 157
J-WIND 試験 150
KCCQ-CSS 162
Kerley B line 11
LOS 132

M

Marfan 症候群 56
MDC 試験 70
MERITHF 試験 71
MR.CHAMPH 15

MRA 76
　―の作用機序 77

N

Na 利尿 30,120
　―ペプチドファミ
　リー 149
NEAT-HFpEF 試験 34
Nohria/Stevenson 分
　類 3
NT-proBNP 66
NYHA 心機能分類 7

O・P・R

OPTIME-CHF 試験
.... 140
PARADIGM-HF 試
　験 60, 64
PARAGLIDE-HF 試
　験 59
PARAGON-HF 試験
.... 60
PDE III 阻害薬 138
　―の作用機序 139
　―の投与方法 141
PICO 試験 105
PRAISE 試験 111
PRAISE-II 試験 111
PROVED 試験 96
PUSH-AHF 試験 30
RAAS 43
RADIANCE 試験 96
RALES 試験 78

S

SAVE 試験 47
SCD-HeFT 試験 124
SELECT 試験 163
sGC 刺激薬 166
　―の作用機序 167

　―の投与方法 169
SGLT2 阻害薬 84
　―の作用機序 85
　―の投与方法 89
SHIFT 試験 157
Sicilian Gambit 分類
.... 126
SOCRATES-REDU
　CED 試験 168
SOLVD Treatment 試
　験 44
SOLVD 試験 26
STEP-HFpEF 試験
.... 162
SUMMIT 試験 163

T・U

TOPCAT 試験 82
TRACE 試験 47
TRANSFORMHF 試
　験 28
TREAT-AF 試験 96
US Carvedilol Heart
　Failure Study 71

V

Val-HeFT 試験 51
vanishing tumor 11
Vaughan Williams 分
　類 123
VICTORIA 試験 168
VITALITY-HFpEF
　試験 169
VMAC 試験 34

181

- **JCOPY** 〈出版者著作権管理機構 委託出版物〉
本書の無断複写は著作権法上での例外を除き禁じられています．複写される場合は，そのつど事前に，出版者著作権管理機構（電話 03-5244-5088, FAX03-5244-5089, e-mail：info@jcopy.or.jp）の許諾を得てください．

- 本書を無断で複製（複写・スキャン・デジタルデータ化を含みます）する行為は，著作権法上での限られた例外（「私的使用のための複製」など）を除き禁じられています．大学・病院・企業などにおいて内部的に業務上使用する目的で上記行為を行うことも，私的使用には該当せず違法です．また，私的使用のためであっても，代行業者等の第三者に依頼して上記行為を行うことは違法です．

心不全治療薬レベルアップセミナー　　ISBN978-4-7878-2692-3

2025年4月11日　初版第1刷発行

編　著	水野　篤
著　者	伊佐幸一郎
発行者	藤実正太
発行所	株式会社 診断と治療社
	〒100-0014　東京都千代田区永田町2-14-2　山王グランドビル4階
	TEL：03-3580-2750（編集）　03-3580-2770（営業）
	FAX：03-3580-2776
	E-mail：hen@shindan.co.jp（編集）
	eigyobu@shindan.co.jp（営業）
	URL：https://www.shindan.co.jp/
表紙デザイン	株式会社 オセロ
イラスト	コルシカ，小牧良次（イオジン）
印刷・製本	広研印刷 株式会社

© 株式会社 診断と治療社，2025. Printed in Japan.　　　　　　　　　　　［検印省略］
乱丁・落丁の場合はお取り替えいたします．